Thomas Jendrosch
Projektmanagement

Weitere Pflegetitel bei Ullstein Medical

Benner/Tanner
Pflegeexperten und Pflegekompetenz
Ullstein Medical, Wiesbaden 1998
ISBN 3-86126-605-9

Bernhard/Walsh
Leiten und Führen in der Pflege
Ullstein Mosby, Berlin/Wiesbaden 1997
ISBN 3-86126-547-8

Annabel Broome
Change Management in der Pflege
Ullstein Mosby, Berlin/Wiesbaden 1997
ISBN 3-86126-626-1

Ersser/Tutton
Primary Nursing
Ullstein Medical, Wiesbaden 1998
ISBN 3-86126-641-5

William T. F. Goossen
Pflegeinformatik
Ullstein Medical, Wiesbaden 1998
ISBN 3-86126-665-2

Haubrock/Peters/Schär (Hrsg.)
Betriebswirtschaft und Management im Krankenhaus
Ullstein Mosby, Berlin/Wiesbaden 1997
ISBN 3-86126-131-6

Katz/Green
Qualitätsmanagement
Ullstein Mosby, Berlin/Wiesbaden 1996
ISBN 3-86126-535-4

Walsh/Ford
Pflegerituale
Ullstein Mosby, Berlin/Wiesbaden 1996
ISBN 3-86126-546-X

Reiner Weidmann
Rituale Im Krankenhaus
Ullstein Mosby, Berlin/Wiesbaden 1996
ISBN 3-86126-591-5

Shirley M. Ziegler
Theoriegeleitete Pflegepraxis
Ullstein Medical, Wiesbaden 1997
ISBN 3-86126-610-5

Weitere Informationen über unsere Neuerscheinungen finden Sie im Internet unter: http://www.UllsteinMedical.de

Thomas Jendrosch

Projekt-
management

Interne Prozeßbegleitung
in der Pflege

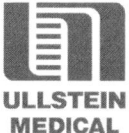

ULLSTEIN
MEDICAL

Für meinen Sohn Alexander

Thomas Jendrosch
Prof. Dr. rer. oec., Managementberater und Dozent,
Haan

Bearbeitung:
Michael Herrmann, Berlin

Die Deutsche Bibliothek - CIP Einheitsaufnahme

Jendrosch, Thomas:
Projektmanagement : interne Prozeßbegleitung in
der Pflege / Thomas Jendrosch. [Bearb.: Michael
Herrmann]. - Wiesbaden : Ullstein Medical, 1998
    ISBN 3-86126-643-1

© Ullstein Medical Verlagsgesellschaft mbH & Co.,
Wiesbaden 1998

Lektorat: Jürgen Georg, Michael Frowein
Herstellung: Stefan Wiesner
Typographie: Ellen Steglich, Stuttgart
Layoutsatz: FEMOSET GmbH, Wiesbaden
Druck und buchbinderische Verarbeitung:
Freiburger Graphische Betriebe, Freiburg

ISBN 3-86126-643-1

Vorwort

Das Gesundheitswesen macht seit Jahren einen stetigen Strukturwandel durch, der vor allem von einer verstärkten „Ökonomisierung" sozialer und medizinischer Dienstleistungen geprägt ist. Allerorten wird gefordert, daß Krankenhausleistungen „wirtschaftlicher" werden, um so auch weiterhin ihre Bezahlbarkeit und Effizienz zu gewährleisten.

Ein Weg zur Erreichung dieses Ziels ist die gezielte Übernahme ökonomischer Prinzipien, Methoden und Techniken in die gesamte Krankenhausführung. Will man aber das ganzheitliche Denken in wirtschaftlichen Zusammenhängen und Kategorien fördern, erscheint die verstärkte Einbeziehung aller verantwortlichen Personengruppen als eine logische Konsequenz.

Bleibt das Management eines Krankenhauses – wie in der Vergangenheit allzu häufig erlebt – nur einer kaufmännischen Geschäftsleitung oder einem Vorstand vorbehalten, ist ein Umdenken in den nichtkaufmännischen Arbeitsbereichen kaum zu erwarten. Eine „von oben" verordnete Wirtschaftlichkeit führt in der Regel ebensowenig zum gewünschten Verhalten wie die dem Patienten von einem Arzt verordnete Compliance. Auch der pflegerisch tätige Krankenhausmitarbeiter sollte entsprechend zu einem selbstverantwortlich handelnden „Mitdenker" entwickelt werden.

Nur wo Verständigung und Zusammenarbeit bewußt gefördert werden, kann auch ein Verständnis für wirtschaftliches Handeln gefordert werden. Gerade dem pflegerischen Dienst wird dabei zunehmend ökonomische Verantwortung abverlangt, deren Übernahme jedoch nur dann erreicht werden kann, wenn man hier deutlich mehr Entscheidungs- und Handlungsspielraum und nicht zuletzt eine konsequente Weiterbildung ermöglicht. Die Aufwertung der Leitungsaufgaben in der Pflege durch eine systematische Schulung des leitenden Pflegepersonals im Bereich des betriebswirtschaftlichen Managementwissens stellt eine notwendige Voraussetzung für die geforderte Übernahme von mehr Verantwortung dar. Als Bindeglied zwischen Arzt, Patient und Verwaltung wird das Pflegepersonal häufig mit immer neuen „Spezialaufgaben" betraut, die es praktisch – aber häufig leider ohne theoretische Anleitung – zu bewältigen gilt.

Die Lösung komplexer Probleme in relativ kurzer Zeit ist dabei ein typischer Fall für eine betriebswirtschaftliche Spezialdisziplin, die gemeinhin als „Projektmanagement" bezeichnet wird. Als Prozeßbegleitung beschreibt man dabei das einfühlsame Vorgehen zur gruppendynamischen Steuerung, Moderation und Entwicklung solcher Projektteams und ähnlicher Gruppen.

Ziel dieses Buches ist es, die angesprochenen Leserinnen und Leser mit grundlegenden Begriffen, Methoden und Sichtweisen des Projektmanagements vertraut zu machen. Hierbei ist anzumerken, daß es allgemeingültige „Rezepte" für das „richtige" Projektmanagement im Krankenhaus nicht gibt. Vielmehr müssen theoretisch entwickelte Hinweise stets in der Praxis mit Leben erfüllt werden. Insofern versteht sich das vorliegende Buch auch eher als eine verhaltensorientierte Anleitung, denn als technisches Regelwerk.

Die Inhalte orientieren sich dabei nicht zuletzt an Themen und Fragestellungen, wie sie in zahlreichen Ausbildungsseminaren mit leitenden Krankenschwestern, Pflegern usw. diskutiert wurden.

Die häufigeren Exkurse und thematischen Querverweise haben sich aus der Seminarpraxis ergeben, wo sie geeignet erscheinen, globalere Zusammenhänge herzustellen. Sie wurden daher bewußt auch in das Buch übernommen.

Thomas Jendrosch

Inhaltsverzeichnis

Warum Projektmanagement im Krankenhaus?

Das Projektmanagement nimmt innerhalb der betriebswirtschaftlichen Führungslehre eine Sonderstellung ein. Projektarbeit gewinnt zunehmend an Bedeutung, weil die Arbeitswelt immer unübersichtlicher wird und die Entscheidungsprozesse an Komplexität stetig zunehmen. Das Berufsbild des *„Projektmanagers"* hat mittlerweile in viele technische, wirtschaftliche und soziale Arbeitsbereiche Einzug gehalten (Abb. 1-1). Kenntnisse des Projektmanagements sind zu einer *Schlüsselqualifikation* geworden, die auch in sozialen Berufen an Bedeutung gewinnt. Das Phänomen *„Projektarbeit"* ist mithin in einem größeren sozioökonomischen Zusammenhang zu sehen, der in seiner Bandbreite nachfolgend kurz skizziert werden soll.

Wir suchen für das überregionale Vorhaben Entwicklung von sozialen Krankenversicherungssystemen in Entwicklungsländern mit Standort in Bonn

Projektleiterin/Projektleiter
Krankenversicherungssysteme

Ihre Aufgaben: Planung, Umsetzung und Steuerung des Vorhabens; technische und inhaltliche Koordinierung; Sicherstellen der Kooperation mit den für die Projektdurchführung relevanten Institutionen und Projekten; Beobachtung, Auswertung, Kommentierung der Entwicklung sozialer Krankenversicherungssysteme und -ansätze, ihrer Finanzierbarkeit sowie ihrer gesundheitspolitischen und sozioökonomischen Auswirkungen; Auswerten der Aktivitäten anderer Organisationen, Institutionen ... Erarbeiten fachlicher Stellungnahmen; Beratung von internen und externen Partnern; Planung, Durchführung und Auswertung von Workshops; jährliche Berichterstattung an den Auftraggeber ...

Abb. 1-1
Berufsbild „Projektleiter" – Ausschnitt aus einer Stellenanzeige

1.1   Ökonomische Trends

Der Begriff „*Ökonomie*" setzt sich aus den ursprünglichen Wortteilen „Oikos" und „nomos" zusammen. Oikos bedeutet soviel wie „Haus", nomos soviel wie „Gesetz". Der Begriff „Ökologie" ist so durchaus mit der Ökonomie verwandt, denn die „Lehre vom Haus" kann sich sowohl auf die gesamte Lebenswelt (z. B. Biotop) als auch auf einen einzelnen Betrieb (Hauswirtschaft) beziehen. „Richtiges", d. h. ökonomisches Haushalten bedeutet in beiden Fällen, sparsam und wirkungsvoll mit Ressourcen wie Geldern, Personal und Sachgütern zu wirtschaften.

Angesichts zunehmend leerer öffentlicher Haushaltskassen und eines gestiegenen Kostendrucks stehen auch im Krankenhaus mehr denn je die klassischen ökonomischen Aspekte im Vordergrund der Managementbetrachtungen. Manch einer sieht dabei gar die Humanität und die Dienstleistungsqualität in Gefahr, die sich dem Primat der Wirtschaftlichkeit zu beugen scheint (vgl. Wiedenmann, 1993, S. 12). Viele Kurkliniken etwa, die sich bislang aus sicheren öffentlichen Geldern finanzierten, sind nun gezwungen, ihre Pforten zu schließen oder gänzlich neue Wege zu beschreiten. Die Privatisierung bislang öffentlicher Dienstleistungen von der ambulanten Pflege bis hin zur Privatklinik ist ein möglicher Weg (Tab. 1-1). Gefordert wird dabei eine verstärkte *Leistungs-, Kosten- und Kundenorientierung,* die es mit geeigneten Maßnahmen umzusetzen gilt (vgl. hierzu exemplarisch Thill, 1997). Das Projektmanagement erscheint dabei als eine durchaus taugliche Methode, die es ermöglicht, alle im Krankenhaus Beteiligten „an einen Tisch zu bekommen", um die neu gesetzten wirtschaftlichen Ziele gemeinschaftlich zu erreichen. Anders gesagt, der wirtschaftliche Druck zwingt heute Personengruppen zum gemeinsamen Diskurs, die im Krankenhaus bislang nur nebeneinanderher gearbeitet haben.

Derartige Veränderungen der Arbeitswelt sind jedoch prinzipiell nichts Ungewöhnliches oder gar Beklagenswertes. So hat beispielsweise das gesamte Ruhrgebiet in den letzten Jahren einen umfassenden Strukturwandel durchgemacht, der durchaus auch Vorteile mit sich bringt, z. B. Luftverbesserung, Abbau inhumaner Arbeitsplätze im Bergbau, Imageverbesserungen etc. Wirtschaftsbetriebe – und dazu zählen auch die Krankenhäuser – müssen daher heute auch an ihren Fähigkeiten des „Change-Managements", d. h. daran, wie sie mit Veränderungsprozessen umzugehen vermögen, gemessen werden. In einigen betrieblichen Funktionsbereichen, wie etwa dem

Tab. 1-1 Akutkrankenhäuser: Privatkliniken im Vormarsch (Quelle: Die Welt, 14.7.97)

Jahr	Öffentliche	Freigemein-nützige	Private
1990	1043	843	321
1991	996	838	330
1992	959	845	341
1993	917	847	341
1994	876	848	365
1995	863	· 845	373

Marketing, werden Entwicklungstendenzen bewußt frühzeitig aufgespürt, um mit entsprechenden Managementkonzepten darauf reagieren zu können. „Trendforscher", wie die Amerikaner John Naisbitt, sprechen unter folgenden Voraussetzungen sogar von „Megatrends" (Naisbitt & Aburdene, 1990):

„Megatrends tauchen nicht einfach auf und verschwinden dann wieder. Diese großen gesellschaftlichen, ökonomischen, politischen und technologischen Veränderungen entfalten sich langsam und üben – wenn sie erst einmal wirksam geworden sind – dann ihren Einfluß eine ganze Zeitlang auf uns aus: zwischen sieben und zehn Jahren oder länger. Sie sind nach Umfang und Intensität das, was ein Jahrzehnt an Veränderung leisten kann."

In zwei periodisch durchgeführten Studien, die auch für Deutschland Geltung besitzen, wurden mehrere interessante Entwicklungsprozesse identifiziert (vgl. Kotler & Bliemel, 1995, S. 235 ff.), von denen sich bereits in der Naisbitt-Studie von 1982 die Punkte 5, 6 und 8 ohne weiteres auf das Gesundheitswesen beziehen lassen (Tab. 1-2).

Die *Dezentralisation* ist im Krankenhaus beispielsweise immer häufiger dort zu beobachten, wo spezielle profitable Gesundheitsleistungen in ausgelagerten

Tab. 1-2 Megatrends 1982 (nach Kotler & Bliemel, 1995, S. 237 f.)

1.	Von der Industriegesellschaft zur Informationsgesellschaft
2.	Von aufgezwungener Technologie zur High-Tech/Touch-Kombination
3.	Von nationaler zu weltweiter Wirtschaftseinbindung
4.	Vom kurzfristigen zum langfristigen Denken
5.	Von der Zentralisation zur Dezentralisation
6.	Vom Verlaß auf Institutionen zur Selbsthilfe
7.	Von repräsentativer Demokratie zur partizipativen Demokratie
8.	Von hierarchischen Strukturen zur Vernetzung
9.	Nord-Süd-Wanderung
10.	Von Schwarz-Weiß zur Vielfalt

„*Profit Centern*" erbracht werden. Zentralisation bedeutet soviel wie Stellenzusammenfassung, Dezentralisation den gegenläufigen Prozeß. Als Profit Center betrachtet man eigenständige Organisations- bzw. Geschäftseinheiten, jedoch ohne rechtliche Selbständigkeit.

Ebenfalls im Krankenhaus, aber auch in Altenheimen und ähnlichen Einrichtungen, ist beispielsweise zu beobachten, daß Angehörige zur internen Pflege und Betreuung ihrer Angehörigen herangezogen werden. Diese „*Selbsthilfe*" ergänzt so zumindest die im Krankenhaus erbrachten Pflegeleistungen.

Die „*Vernetzung*" schließlich ist nicht nur dort zu beobachten, wo Computer auf Pflegestationen installiert werden (Abb. 1-2), sondern auch dort, wo komplexe Aufgabenstellungen dazu zwingen, Informationen am „runden Tisch" umfassend transparent zu machen und an alle Beteiligten weiterzugeben.

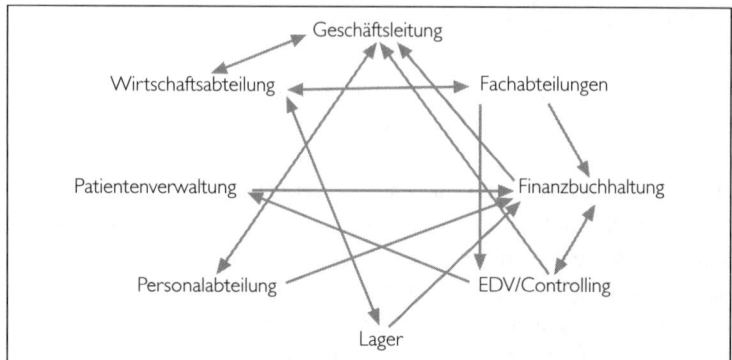

Abb. 1-2
Datenvernetzungsdiagramm aus einem EDV-Projekt

In der Trendstudie von 1990 (Tab. 1-3) dürfte insbesondere der Punkt 5 hervorzuheben sein, der darauf verweist, daß die *Selbstverantwortlichkeit* für die eigene Gesundheit – einschließlich der Vorsorge und der Kostenregulierung – zunehmend auf den Patienten zurückverlagert wird. Von diesem *„Ende des Wohlfahrtstaates"* profitieren freilich gerade private Versicherungsanbieter, die das menschliche Bedürfnis nach Sicherheit durch entsprechende „Vorsorgepläne" und Versicherungsleistungen auffangen (siehe hierzu auch die Übung 1 im Anhang).

Die Beschäftigung mit derartigen globalen gesellschaftlichen Trends ermöglicht es nicht zuletzt auch, die Führungsakzente im Krankenhaus neu zu setzen und auf sich abzeichnende Veränderungen frühzeitig, d. h. vorausschauend reagieren zu können. Gesellschaftliche Trends wie das *„Cocooning"*, d. h. der soziale Rückzug ins Private, haben weitreichende Konsequenzen für das menschliche Sozial- und damit auch das Führungsverhalten (vgl. Jendrosch, 1997b). Die Kenntnis dieser Zusammenhänge kann mithin die strategische Handlungs- und Entscheidungssicherheit erhöhen. Das Wissen und die Kreativität der Gruppen läßt sich zur *Innovationsaktivierung* (vgl. Wiendieck, 1994, S. 233) nutzen. Gezielte Durchführungen von *„Trendworkshops"*, in denen gesellschaftliche Veränderungen thematisiert und in konkrete Handlungstrategien umgesetzt werden, eröffnen so auch der Krankenpflege neue Perspektiven und Leitbilder, wie etwa entsprechende Projekte in der Altenpflege zeigen.

Tab. 1-3 Megatrends 1990 (nach Kotler & Bliemel, 1995, S. 239 ff.)

1. Blüte der Weltwirtschaft in den 90er Jahren
2. Renaissance der schönen Künste
3. Vormarsch des marktwirtschaftlichen Sozialismus
4. Internationaler Lebensstil und Rückbesinnung auf nationale Traditionen
5. Das Ende des Wohlfahrtstaates
6. Die Zukunft gehört dem pazifischen Raum
7. Frauen erobern die Führungsetagen
8. Das Zeitalter der Biologie
9. Wiederaufleben der Religionen
10. Triumph des Individuums

I.2   Soziale Veränderungen

Neben den wirtschaftlichen Veränderungen führen – wie bereits angedeutet – auch soziale, d. h. gesellschaftspolitische Gründe zu einer verstärkten „Projektarbeit". Dieser Trend zum Team ist in weiten Bereichen spürbar. Die Frage, warum die Bedeutung von Projekten und Projektmanagement in modernen Organisationen zunimmt, läßt durchaus mehrere Antworten zu. Ein wesentliches Kernargument dabei ist jedoch stets die gestiegene Komplexität unserer gesamten Lebens- und Wirtschaftswelt, die naturgemäß auch das Gesundheitswesen und das Krankenhaus erfaßt. Immerhin meinen laut Umfragen des Allensbacher Instituts für Demoskopie mittlerweile 42 Prozent aller Deutschen, daß es in ihrem Leben so turbulent zugehe, daß sie die Welt nicht mehr verstehen. Projektarbeit trägt so auch zur *Komplexitätsbeherrschung* bei (vgl. Wiendieck, 1994, S. 233).

I.2.1   Gestiegene Komplexität der Lebenswelt

Unter Komplexität verstehen wir ganz allgemein die Vielschichtigkeit von Systemen, die innerhalb einer gegebenen Zeitspanne eine große und nicht vorhersehbare Zahl verschiedener Zustände annehmen zu können. Dabei können wir die Komplexität mittlerweile in den unterschiedlichsten Bereichen feststellen, z. B. bei Aufgaben, in Situationen und bei Produkten (vgl. Vester, 1989).

Komplexität der Produkte
Produkte, Geräte und Anlagen sind immer komplizierter strukturiert. Man denke hierbei nur an die moderne Diagnostik bis hin zum Kernspintomographen. Häufig wird zur Bedienung und Wartung medizinischer Geräte ein Fachmann, wie etwa ein eigens ausgebildeter Medizintechniker benötigt. Bedienungsanleitungen haben mitunter den Umfang mehrbändiger Kompendien erreicht. Die Anwendung moderner Geräte und Verfahren muß zudem in regelmäßigen Schulungen erlernt und eingeübt werden. Auch die hierfür gebildeten *Lerngruppen* stellen erhöhte Anforderungen an den Instrukteur bzw. Lehrer, die durch sozialpsychologische Kenntnisse und Methoden der Projektarbeit gestützt werden müssen.

Komplexität der Märkte
Die Märkte, d. h. die Struktur der Anbieter und Nachfrager auf dem *Gesundheitsmarkt* wird immer weniger durchschaubar, wie allein ein Gang über die stetig wachsenden Fachmessen wie Medica oder Interhospital anschaulich zeigen. Der Einkauf im Krankenhaus muß sich zunehmend moderner EDV bis hin zum Internet bedienen, um alle relevanten Marktdaten – etwa für eine

europaweite Anschaffung – zusammenzutragen. Die Bildung einer entsprechend beauftragten „Artikelkommission" vermag hier eventuell Hilfe zu leisten. Selbst der Arbeitsmarkt für Pflegekräfte entwickelt sich zunehmend dynamisch und global. Während bereits in den 60er Jahren vielfach ausländisches Pflegepersonal, vorwiegend aus dem asiatischen Raum, angelernt werden mußte, weil inländische Arbeitskräfte fehlten, steigen heute die Anforderungen an die Qualifikation der Beschäftigten.

Komplexität der Gesetzgebung

Wer versucht, anderen Menschen zu helfen und sie zu heilen, bewegt sich auch juristisch auf zunehmend unsicherem Terrain. *Haftungsfragen* bei Pflegefehlern, ethische Probleme, unklare Ausbildungsordnungen, aber auch der Umweltschutz ist zunehmend Gegenstand gesetzlicher Regelungen (vgl. Jendrosch, 1994). Hier den Überblick zu behalten, um stets das Richtige tun zu können, fällt selbst Juristen schwer (vgl. hierzu Schleicher, in Kruse-Jarres, 1993, S. 5 f.) Auswüchse solcher Rechtskomplexität finden sich aber nicht nur im Krankenhaus, sondern leider in allen Lebensbereichen, wie folgendes Beispiel zeigen mag:

„Abweichend von den Vorschriften des ADR gemäß Rn. 2201a, 2301a (erster Satz), 2401a Abs. 1, 2471a Abs. 1, 2501a Abs. 1, 2551a Abs. 1, 2601a Abs. 1, 2801a (erster Satz) und 2901a Abs. 1 ADR unterliegt die Beförderung der in diesen Randnummern aufgeführten Stoffe und Gegenstände nicht den Rn. 2201a (die letzten zwei Sätze), 2301a Abs. 7, 2401a Abs. 3, 2471a Abs. 2, 2501a Abs. 2, 2551a Abs. 2, 2601a Abs. 3, 2801a Abs. 6 und 2901a Abs. 2."

(Wortlautauszug eines befristet weitergeltenden Übereinkommens zum grenzüberschreitenden Transport gefährlicher Güter auf der Straße [ADR], mitgeteilt vom Bundesverkehrsministerium; zit. nach: Die Welt, v. 3.7.97)

1.2.2   Veränderungen in der Gesellschaft

Veränderungen in der Gesellschaft können sich auf die sichtbare (demoskopische) Struktur beziehen, wie etwa im Fall der „kippenden multimorbiden Alterspyramide" (vgl. hierzu Schüller, 1993, S. 56 ff.). Aber auch die ständig fortgeschriebene *Gesundheitsreform* oder die Allgegenwärtigkeit von Krankheiten wie AIDS oder BSE, die ganze Bevölkerungsgruppen betreffen, zwingen zu gezieltem Handeln. Gerade in solchen ernsten Situationen werden konzertierte Aktionen notwendig, zu denen entsprechende Aufklärungsprojekte und Gegenmaßnahmen entwickelt werden (z. B. Task-Force-Management, Trouble-Shooting etc.).

Der Wertewandel und seine zentralen Aspekte (n. Wiendieck, 1994, S. 208)

- Säkularisierung nahezu aller Lebensbereiche
- Starke Betonung der eigenen Selbstentfaltung und des Lebensgenusses
- Hohe Bewertung der Freizeit
- Befürwortung der Geschlechtergleichheit
- Ablösung der Sexualität von überkommenen Vorstellungen
- Abnehmende Bereitschaft zur Unterordnung und zum Sicheinfügen in Strukturen und Regelungen
- Sinkende Akzeptanz der Arbeit als Pflicht
- Hohe Bewertung der eigenen körperlichen Gesundheit
- Hohe Bewertung der Umwelterhaltung
- Skepsis gegenüber Arbeitswerten wie Leistung, Wachstum, Fortschritt

Veränderungen können sich aber auch auf einen inneren Wandel von Werten und Einstellungen beziehen (siehe oben). Schaut man sich etwa alte Spielfilme an, in denen der Arzt noch als ein „Gott in Weiß" agierte und die gewissenhafte, stets ledige Krankenschwester, in steter Abrufbereitschaft lebte, ist ein deutlicher Wandel auch dieser Rollen zu beobachten. Mitunter wird eine sinkende Arbeitsmoral beklagt. Dennoch haben sich sowohl das schulische Niveau als auch das Selbstverständnis von Pflegekräften stark verändert.

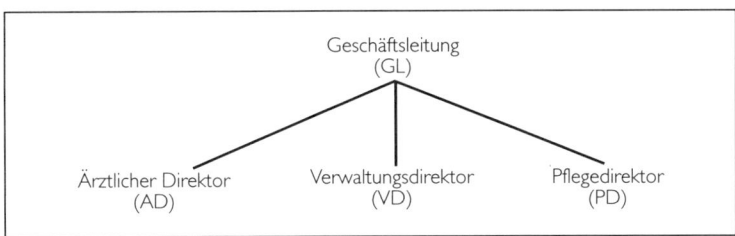

Abb. 1-3
Zeitgemäße
Leitungshierarchie im
Krankenhaus

Auch die Demokratisierung der Gesellschaft hat ihre Spuren hinterlassen, die zu einer deutlich spürbaren Statusangleichung unterschiedlicher Berufsgruppen geführt haben (Abb. 1-3). Das klassische „Feudalsystem" der Krankenhaushierarchie gerät zunehmend ins Wanken, eine Erfahrung, von der nicht mehr nur die jüngeren Mediziner zu berichten wissen, die über ihren Statusverlust klagen. *Kooperative und teamorientierte Führung* gilt daher heute als „lege artis" in der Managementlehre. Viele Krankenhäuser reagieren auf diese Entwicklung, indem sie die Arbeit in funktionsübergreifenden Projekten gezielt fördern (Abb. 1-4) und so dem Integrationsbedarf nachkommen (vgl. Wiendieck, 1994, S. 234).

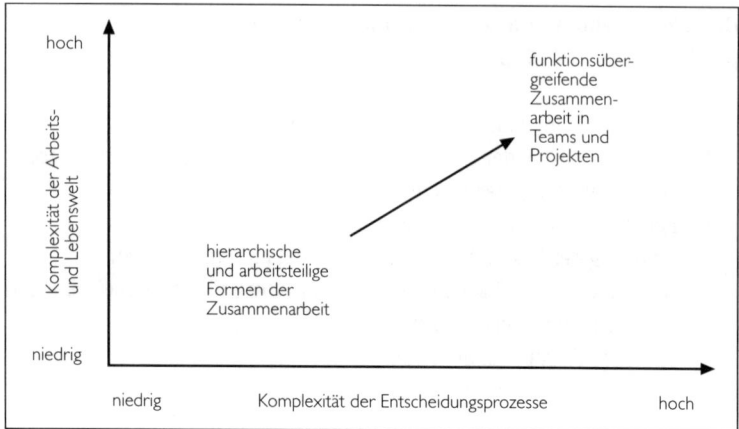

Abb. I-4
Die Entwicklung zur
Projektarbeit in
modernen
Unternehmen

I.3   Moderne Krankenhausstrukturen

Betrachtet man die bisherigen Ergebnisse der sozioökonomischen Entwicklungen, insbesondere im Gesundheitswesen, ergibt sich für die Situation im Krankenhaus zusammenfassend folgendes Bild (vgl. Wiedenmann, in Kruse-Jarres, 1993, S. 15):

- ■ Die Qualifikation des Managements in den Krankenhäusern hat sich stetig verbessert. Die Wertigkeit der Arbeitsplätze hat sich erhöht.
- ■ Krankenhäuser wechseln die Rechtsform bzw. werden verstärkt nach privatwirtschaftlichen Grundsätzen geführt. Moderne Managementinstrumente finden zunehmende Verbreitung.
- ■ Betriebsentscheidungen werden aus Effizienzgründen zunehmend vor Ort und „kollegial" gefällt. Sie unterliegen damit einem sinkenden politischen Einfluß (der Krankenhausträger).
- ■ Die Aufgaben im Krankenhaus werden insgesamt schwieriger, gleichzeitig aber auch interessanter.
- ■ Ambulante und stationäre Bereiche müssen aus Wirtschaftlichkeitsgründen vermehrt zusammenarbeiten; der Dienstleistungsgedanke verstärkt sich.

Fazit: Krankenhäuser, die auf diese veränderte Situation flexibel und angemessen reagieren wollen, kommen nicht umhin, sich moderner und teamorientierter Managementmethoden zu bedienen. Das Projektmanagement bietet sich hierbei in vielen Fällen als das Mittel der Wahl an. Die Instrumente und Techniken des Projektmanagements sollen daher in den folgenden Kapiteln näher beschrieben werden.

2 Was ist ein Projekt?

Die Frage nach einer geeigneten Projektdefinition läßt sich unterschiedlich beantworten.

Projektdefinition nach DIN 69900

Das Deutsche Institut für Normung (DIN) e.V. mit Sitz in Berlin beschäftigt sich seit Jahrzehnten mit der Entwicklung von Normen, vor allem im technischen Bereich. Die Regelungen zum Projektmanagement zielen daher auch vornehmlich auf technische Vorhaben ab.

Verbraucher, Erzeuger und Wissenschaftler arbeiten in Fachgremien an der Normenbildung zusammen. Das wohl bekannteste Ergebnis ist die „DIN A4" für Papierformate.

Heute greift die Normierung aber auch auf Prozesse und Verhaltensweisen über. Die „DIN EN ISO 9000 f." gilt z. B. als ein umstrittenes Regelwerk, das im Rahmen der aktuellen „Zertifizierungswelle" auch auf Krankenhäuser übergreift. Ziel dieser zugleich internationalen (ISO) und europäischen (EN) DIN-Norm ist die Qualitätsverbesserung von Produkten und Dienstleistungen (vgl. Pfitzinger, 1995). Der Vorwurf gegen die Übertragung einer Norm auf die Dienstleistung, z. B. in der Pflege, richtet sich gegen den damit einhergehenden Bürokratisierungsaufwand. Im Extremfall würde auch ein Rettungsring/ Schwimmreifen aus Beton das DIN-Siegel tragen dürfen, so die Grundsatzkritik.

So hat sich das DIN-Institut aus technischer Sicht in der *DIN 69900* auch mit dem Projektbegriff beschäftigt und ist zu folgender Definition gelangt:

Ein Projekt ist „ein Vorhaben, das im wesentlichen durch die Einmaligkeit der Bedingungen in ihrer Gesamtheit gekennzeichnet ist, wie z. B.

- Zielvorgabe,
- zeitliche, finanzielle, personelle oder andere Begrenzungen,
- Abgrenzungen gegenüber anderen Vorhaben sowie
- projektspezifische Organisation."

Projektdefinition nach Lachnit
Im Gegensatz zur offiziellen DIN-Definition findet sich bei Lachnit (1994, S. 22) folgende Beschreibung des Projektbegriffs:

„Ein Projekt ist die Gesamtheit aller Maßnahmen *(Projekt-Aufgaben)*, deren gemeinsames Ziel darin besteht, eine ganz bestimmte, wohldefinierte Leistung *(Projekt-Ziel)* innerhalb einer im voraus festgelegten Zeitspanne *(Projekt-Dauer)* mit Hilfe einer zieladäquaten Aufbau- und Ablauforganisation *(Projekt-Organisation)* unter Verwendung geeigneter Hilfsmittel *(Projekt-Techniken)* und dem Einsatz quantitativ und qualitativ ausreichender Ressourcen *(Projekt-Ressourcen)* von kompetenten Stellen *(Projekt-Träger)* durchführen zu lassen, wobei das einzelne Projekt wesentliche Bedeutung für die Erfolgs- und Finanzlage des Unternehmens hat *(Projekt-Wertigkeit)*."

Projektdefinition als Sonderaufgabe
Kurzgefaßt könnte man ein Projekt auch einfach als eine einmalige Sonderaufgabe von beschränkter Dauer beschreiben, die durch folgende Merkmale gekennzeichnet ist:

- Eine *Vielzahl von Beteiligten,* z. B. Ärzte, Laboranten, Pflegende, Behörden, Reinigungspersonal.
- Das *Ziel* ist im voraus definiert – Beispiel: Verbesserung der Krankenhaushygiene zur Vermeidung nosokomialer Infektionen.
- Die *Frist* für die Zielerreichung ist festgelegt, z. B. bis zum nächsten Hygieneaudit in drei Monaten.
- Der *Kapitaleinsatz* ist relativ hoch – Beispiel: Es müssen aufwendige und teure Keimanalysen durchgeführt werden.
- Die *Finanzmittel* sind zumeist beschränkt (z. B. sieht das Haushaltsbudget der Hygieeabteilung für die Maßnahmen nur 10 000 DM vor).
- Der *Koordinationsaufwand* ist erheblich, z. B. müssen Begehungen, Besprechungen, Analysen usw. geplant und aufeinander abgestimmt werden.

- Einsatz unterschiedlichster Mittel, z. B. Geld, Zeit, Technologie, Material usw.
- *Koordination* des Mitteleinsatzes nach Wirtschaftlichkeitsgesichtspunkten, z. B. Terminplanung, Arbeitsplanung.
- *Termin und Erfolgsdruck,* z. B. wenn der geforderte Hygienestandard in drei Monaten nicht erreicht ist, erlischt die Arbeits-/Betriebserlaubnis.
- Der *Entscheidungsprozeß* ist kompliziert, d. h., es müssen z. B. viele unterschiedliche Meinungen und Ergebnisse eingeholt werden, oder die Entscheidungen sind „politisch" geprägt.
- *Hierarchischer* Entscheidungsprozeß, z. B. durch Vorstände, Geschäftsleiter, Abteilungen, Stationen, Berater, Behörden, Ämter etc.
- Jedes Projekt erfordert eine Neuplanung, d. h., es besteht nur eine geringe Möglichkeit, zur Nutzung vorhandener „Schubladenprogramme".

Grobsystematisierung

Legt man den Fokus auf die unterschiedlichen Projektarten, läßt sich folgende Grobsystematisierung (Tab. 2-1) vornehmen, die in den Kapiteln 2.1 und 2.2 näher erläutert wird.

Tab. 2-1 Verschiedene Arten von Projekten

Projekte	hauptsächlich sachlich-technisch orientiert	hauptsächlich verhaltensorientiert
Organisations-intern	z. B. OP-Umbau	z. B. Einführung neuer Pflegeprozeduren
Organisations-extern	z. B. Angebot pflegerischer Dienstleistungen auf dem freien Markt	z. B. öffentliche Informations-veranstaltung über Krebsvorsorge

2.1 Technische Projekte

Unter technischen Projekten können solche Aufgaben verstanden werden, die auf eine Lösung sachlich-technischer Probleme abzielen. Hierbei geht es um die „Sache" und weniger um Verhaltensänderungen. Dabei läßt sich weiter unterscheiden nach der beabsichtigten

- Innenwirkung (sorgt z. B. für reibungslose Abläufe auf der Station) der Vorhaben oder der
- Außenwirkung (z. B. Beeinflussung der regionalen Infrastruktur; ambulante Pflege, die von Krankenhäusern geleistet wird) der Vorhaben.

Klassische Beispiele hierfür sind Baumaßnahmen wie Hausbauten, Erweiterungen, Renovierungen usw., etwa der Bau des Großklinikums der RTWH Aachen oder das Großprojekt CentrO., die im folgenden noch kurz beschrieben werden. Aber ebenso kann es sich dabei um die Installation von Maschinen und Anlagen oder um die Veränderung von Strukturen o. ä. handeln.

Eine anstehende technische Neuausstattung und bauliche Anpassung von Operationssälen an den aktuellen Stand der Technik kann z. B. als ein typisches „Technikprojekt" verstanden werden. Die Baumaßnahmen müssen mit allen direkt und indirekt Betroffenen diskutiert und verabschiedet werden; die rechtzeitige Beauftragung der Handwerker und Lieferanten muß koordiniert und kontrolliert werden.

Der Bau des Großklinikums der RWTH Aachen in den 70er Jahren steht heute noch stellvertretend für die gelungene Abwicklung baulicher Großprojekte im Klinikbereich und den damaligen Zeitgeist. Jedoch läßt allein die bauliche Komplexität erahnen, welcher Planungsaufwand hinter einem solchen Neubauprojekt steckt. Die Probleme und die Kritik an dem Betrieb einer solchen Großklinik reißen daher bis heute nicht ab.

Das Großprojekt CentrO. ist direktes Ergebnis des seit Jahren andauernden und geplanten Strukturwandels im ehemaligen Industrierevier Ruhrgebiet. In die moderne Erlebnis-Einkaufswelt „auf der grünen Wiese" wurden über 2 Milliarden Mark aus privaten und öffentlichen Mitteln investiert. Während der Bauphase waren fast 3000 Mitarbeiter beschäftigt, und bei der Eröffnung waren es bereits 6000 (Daten: Stadt Oberhausen, Pressestelle).

Das Bauprojekt CentrO. besteht aus verschiedenen Projektteilen:

- ■ Einkaufszentrum mit 70 000 m^2,
- ■ Coca-Cola-Oase mit Platz für 1200 Gäste,
- ■ Arena-Mehrzweckhalle mit 11 500 Sitzplätzen,
- ■ eine 360 m lange Promenade,
- ■ Freizeitpark und Businesspark mit 50 000 m^2 Gewerbefläche.

Der Projektablauf ist u. a. durch folgende grundlegende Arbeitsphasen, sogen. „Meilensteine" gekennzeichnet:

- ■ 1991: Erwerb des ehemaligen Thyssen-Geländes durch den Investor
- ■ 1992: Beginn des Abbruchs alter Werkanlagen
- ■ 1993: Verabschiedung des Bebauungsplans; Erteilung von Baugenehmigungen
- ■ 24. Sept.: Offizieller Baubeginn nach Abschluß der Abbrucharbeiten

- 1994: 7000 Stabilisationspfeiler gesetzt; 43 Hochbaukräne aufgestellt
- 24. Sept.: Grundsteinlegung; Vergabe eines Generalunternehmervertrages
- 1995: Eröffnung eines Informationspavillons; Beginn der Hauptbauphase
- 22. Sept.: Richtfest
- 1996, Sept.: Eröffnung von CentrO.
- 20. Sept.: CentrO. begrüßt bereits den einmillionsten Besucher.

2.2 Projekte zur Verhaltensänderung

Unter Projekten, die auf eine Änderung von Verhaltensweisen abzielen, lassen sich Motivationsmaßnahmen ebenso fassen wie die Neuordnung betrieblicher Situationen und Strukturen. Solche Veränderungen berühren somit auch die *Beziehungsebene* der Menschen. Auch hier kann prinzipiell in Projekte unterschieden werden, die eher auf eine Innenwirkung (z. B. „Erziehung" zur Sparsamkeit) oder auf eine Außenwirkung (Öffentlichkeitsarbeit, Public-Health-Maßnahmen etc.) abzielen.

Bekannte Beispiele für krankenhausinterne Verhaltensprojekte sind gezielte Veränderungen im Pflegeablauf, etwa im Rahmen neuer *Pflegestandards* (vgl. auch Haubrock et al., 1997, S. 246 f.). Das Verhalten des betroffenen Pflegepersonals muß sozusagen „umprogrammiert" werden. Auf die Schwierigkeiten, die sich dabei aus der Tatsache ergeben, daß der Mensch ein „Gewohnheitstier" ist, hat bereits Konrad Lorenz (1987, S. 338) hingewiesen. Jede Veränderung führt zunächst auch zu Ängsten bzw. stößt auf Ablehnung. Solche *Reaktanzprobleme* wurden von Sigmund Freud umfassend analysiert und beschrieben. Bei Verhaltensprojekten kann es aber beispielsweise auch darum gehen, auf kognitiver Ebene das Bewußtsein für die Einhaltung bestimmter Hygieneregeln zu wecken.

2.3 Exkurs – Was ist Verhalten?

Mit der Frage, was Verhalten eigentlich ist und wie es zu erklären ist, beschäftigt sich die gesamte Verhaltensforschung. Diese psychologische und zugleich biologische Disziplin untersucht das Verhalten auf der sichtbaren und auf der unsichtbaren innerpsychischen Ebene des Menschen. Auch das Management beruht zu wesentlichen Teilen auf den Erkenntnissen der *Verhaltensforschung*. Maßgeblichen Einfluß (vgl. hierzu auch Hugo-Becker & Becker, 1996, S. 4 f.) haben z. B.:

■ Sigmund Freud, der als „Vater" der Psychoanalyse bekannt wurde. Heute alltägliche Begriffe wie „das Ich", „das Es", „das Über-Ich", „das Unbewußte", „Verdrängung" usw. wurden von ihm geprägt. Hinweise zum „richtigen" Umgang mit den Ängsten von Mitarbeitern beruhen zu wesentlichen Teilen auf den Erkenntnissen Freuds.

■ Konrad Lorenz gilt als „der Mann mit den Graugänsen". Der Nobelpreisträger untersuchte jedoch auch die angeborenen Verhaltensweisen von Menschen. Das heute in der Werbung verbreitete „Kindchenschema" wurde von ihm beschrieben. Projektmanager können sich die Erkenntnisse des „ererbten" Sozialverhaltens zunutze machen. Biologische Vorprogrammierungen (vgl. Jendrosch, 1995) prägen unbewußt die Handlungsweisen vieler Mitarbeiter. Der Begriff *„Mobbing"* geht ebenfalls auf Lorenz zurück.

■ Carl Rogers hat sich mit der Entwicklung einer Gesprächsmethodik einen Namen gemacht, die von Thearapeuten als *nondirektive Gesprächsführung* bezeichnet wird. Gleichzeitig hat er die *Humanistische Psychologie* um das Instrument der Selbsterfahrungsgruppen (Encounter Groups) bereichert. Viele Managementseminare beruhen heute auf dem Nutzen, der sich aus einem unbeschwerten Erfahrungsaustausch ergibt.

■ Abraham Maslow, der sein bekanntes *Bedürfnismodell* an der Selbstverwirklichungsabsicht des Menschen orientiert hat, zählt ebenfalls zu den humanistischen Psychologen.

■ Kurt Lewin gilt als Begründer der *Sozialpsychologie*. Er hat den Begriff der „Gruppendynamik" maßgeblich geprägt und lieferte ein theoretisches Gerüst für viele gruppenspezifische Verhaltensphänomene.

Ziel des verhaltenswissenschaftlich orientierten Managements ist die *Lenkung* des Verhaltens in gewünschte Bahnen, die Beeinflussung der Wahrnehmung und des Denkens, die Steuerung der Informationsverarbeitung, das Wecken von Gefühlen usw. Für das Projektmanagement als zeitlich begrenzte Führungsaufgabe lassen sich die Erkenntnisse der Verhaltenswissenschaften nahezu uneingeschränkt übernehmen (vgl. auch Staehle, 1990, S. 30 ff.).

2.4 Komplexe Projekte im Krankenhaus

In der Praxis des Krankenhausmanagements wird es immer wieder vorkommen, daß mehrere Ziele gleichzeitig verfolgt werden müssen. Eine Trennung zwischen reinen Verhaltensprojekten und solchen zur Lösung technischer Aufgaben wird praktisch kaum möglich sein. Je umfangreicher ein Bauvorhaben z. B. geplant wird, desto größer wird auch der Anteil nichttechnischer

Maßnahmen und Überlegungen, die begleitend mitberücksichtigt werden müssen.

Ein Beispiel aus der *Beschaffungspraxis* für medizinische Ge- und Verbrauchsartikel mag dies verdeutlichen: Das Lager des Krankenhauses hat die Aufgabe, tausende verschiedener Artikel für mehrere Tage oder Wochen vorrätig zu halten. Vom Lager aus erfolgt die Zuweisung der benötigten Artikel an die entsprechenden Bedarfsstellen, d. h. an die Stationen.

Das Problem dieser Aufgabe besteht zum einen in der großen Zahl der zu verwaltenden Artikel und zum anderen in der Bestell- und Verwendungspraxis. So werden viele gleichartige Artikel von unterschiedlichen Herstellern zu unterschiedlichen Preisen angeboten und verkauft. Hier ist oft sogar die EDV überfordert. Zum anderen führen eigenständige und individuelle Sonderbestellungen der Ärzte dazu, daß die Bestellpraxis uneinheitlich und intransparent wird. Interessenkonflikte sind vorprogrammiert. Das Pflegepersonal wird mit immer neuen Produkten und Handling-Problemen konfrontiert, da es die bestellten Artikel letztlich anwenden muß. Die Einkaufsabteilung versucht, die Kosten zu begrenzen, indem sie die günstigsten Anbieter ermittelt, kennt jedoch weder die Handling-Probleme des Pflegepersonals noch die medizinischen Erfordernisse der Ärzteschaft. Die Lagerhaltung wiederum hat ein Interesse an einer möglichst optimalen Bestellmenge bzw. an günstigen Größeneinheiten.

Für Abhilfe sorgte in diesem Fall die Bildung einer interdisziplinären „Artikelkommission", in der die unterschiedlichen Interessen der einzelnen Anspruchsgruppen zum Ausgleich gebracht werden konnten. Die Mitglieder der Kommission setzten sich aus verschiedenen Fachspezialisten zusammen, die von einem Generalisten, hier vom allgemein akzeptierten Verwaltungsleiter, moderiert wurden.

Durch diese projektorientierte Vorgehensweise konnte das Ziel, d. h. eine Reduzierung der Artikel und eine Reduzierung der Lieferantenzahl erreicht werden. Alle Bedarfsgruppen waren an der Problemlösung beteiligt. Durch europaweite Ausschreibungen wurden zudem zusätzliche Einsparungen bewirkt, die dem gesamten Krankenhaus zugute kamen.

Auch bei Befragungen im Rahmen von Schulungsseminaren für leitende Pflegekräfte wurden typische Beispiele für mehr und weniger komplexe Projekte ermittelt. Einige dieser aktuellen Projektbeispiele und Arbeitsfelder seien an dieser Stelle exemplarisch genannt. Sie verdeutlichen die aktuelle Bandbreite der möglichen Projektthemen in der Krankenhauspraxis:

■ *Umstrukturierung* des Klinikums mit dem sachlichen Ziel der Bildung von Profit-Centers. Hiervon versprach man sich eine deutliche Effizienzsteigerung. Die Projektdauer betrug 3–4 Jahre. Als wesentlicher Zielkonflikt wurde dabei die vermeintliche Angst der Chefärzte vor einem Machtverlust genannt.

■ Entwicklung neuer *Behandlungsstandards* mit dem ausdrücklichen Ziel „einheitlicher Verfahrensweisen in Diagnostik und Therapie". Die Projektdauer betrug ein Jahr. Als Hauptprobleme dabei wurden seitens der Pflegekräfte die Terminkoordinierung sowie die Nutzung unterschiedlicher Software genannt.

■ *Job-Börse.* Hier bestand das Anliegen darin, die unterschiedlichen Berufsgruppen und ihr Arbeitsfeld im Krankenhaus für interessierte Berufsanwärter öffentlich darzustellen.

■ *Personalreduzierung* und Einhaltung von Pflegeleistungen. Das Ziel dieses heiklen Projektes bestand in der Erhaltung der Mitarbeiterzufriedenheit bei gleichzeitigem Aufzeigen der trotz (oder gerade wegen) der Personalreduzierung vorhandenen Beschäftigungsperspektiven.

■ Stationsgebundenes *Qualitätssicherungsprojekt.* Das Ziel dieses Vorhabens bestand darin, Defizite auf den Stationen aufzudecken und auszugleichen.

■ Eigenorganisierte *Stationsleitungsweiterbildung.* Im Rahmen dieses Projektes wurde versucht, die Organisation der Weiterbildung in die Hand der betroffenen Mitarbeiter zu legen.

■ Einführung eines neuen *Dokumentationssystems.*

■ Entwicklung eines (neuen) Pflegeleitbildes.

■ *Marketing und Kommunikation.* Ziel dieses Projektes war eine Verbesserung der atmosphärischen Beziehungen zwischen Arzt, Patient und Pflege.

■ Installation eines neuen *EDV-Systems.*

■ *Tag der offenen Tür.* Ziel dieses Vorhabens war eine verstärkte Öffentlichkeitsarbeit und Werbung für die Leistungsfähigkeit des Krankenhauses.

■ *Kultur im Krankenhaus.* Anliegen war es, die „sterile" Atmosphäre des Krankenhauses durch Ausstellungen aufzulockern und durch gezielte Öffentlichkeitsarbeit gleichzeitig auch die Öffentlichkeit für dieses Projekt zu interessieren. Als Problem wurde dabei die unterschiedliche Bewertung der teilweise als „extrem" empfundenen Ausstellungen zu koordinieren genannt.

■ *Einführungskonzept für Praktikanten.* Ziel dieses Projektes war eine Entlastung des Pflegepersonals. Eine verkürzte Einarbeitungszeit sollte erreicht werden, die dennoch eine systematische Orientierungshilfe für die Praktikanten beinhaltet.

- *Bereichspflege.*
- *ISO 9000.* Ziel dieses „Megaprojektes" war es hierbei, grundsätzlich die Qualität der Altenpflege zu erhöhen.
- *Qualitätssicherung.* Aktueller Ansatzpunkt war hierbei die Verbesserung der Essensversorgung im Krankenhaus. Die generelle Bedeutung auch eines solchen Vorhabens scheint durch die nachfolgend im Kasten wiedergegebene Zeitungsnotiz durchaus gestützt zu werden.

„Ungesundes Krankenhausessen?"

Essen in Kliniken ist oft ungesund. Krankenhauskost enthält nach einer ... Studie der Akademie für Ernährungsmedizin in Hannover zuviel Fett, gesättigte Fettsäuren und Eiweiß, jedoch zuwenig Kohlenhydrate und Ballaststoffe. Das Klinikessen sei nicht besser als andere Gerichte aus Großküchen sowie die durchschnittliche Ernährung der Bevölkerung."

(Quelle: Die Welt, 17.7.97, S. 12)

- *Hygieneprojekte.* Gerade im wachsenden Bereich der Krankenhaushygiene liegen Ansatzpunkte für Verbesserungsprojekte. Die Einsparungspotentiale, die sich aus der hygienisch-sachgerechten Aufbereitung von Einmalprodukten zur gezielten Mehrfachnutzung ergeben können, werden bereits seit langem anhand entsprechender Pilotprojekte kontrovers diskutiert.
- *Abfallentsorgungsprojekt.* Umgang mit infektiösem Abfall, Kennzeichnung, getrennte Entsorgung etc.
- Planung und Errichtung einer *gerontopsychiatrischen Tagesklinik.*
- Entwicklung einer Ablauforganisation für das *ambulante Operieren.*
- Projekt zur *Gleichstellung* von Männern und Frauen.
- Projekt zur Integration der *vor- bzw. nachstationären Behandlung.*
- Bildung eines *Gesundheitszentrums.*
- Errichtung einer *Stroke Unit.* Auch an diesem anspruchsvollen und komplexen Projekt wurde der Pflegebereich beteiligt. Eine kurze Darstellung dieses relativ neuen und richtungsweisenden Vorhabens findet sich im Kasten zum Abschluß dieser Übersicht (siehe hierzu auch Übung 2 im Anhang).

Stroke-Units

„Die Einrichtung von Schlaganfall-Spezialstationen (Stroke Units) zielt auf die Akutbehandlung für Schlaganfallpatienten in der Frühphase der Erkrankung in hierfür speziell apparativ und personell ausgerüsteten Einheiten ab. Es handelt sich dabei um stationäre Sondereinrichtungen, in denen ein integratives Behandlungskonzept des Schlaganfallpatienten im Akutstadium realisiert wird. Dieses umfaßt die Früherkennung, die präklinische Notfallversorgung, die zügige Überweisung des Patienten in geeignete Zentren mit derartigen Stroke Units, die dortige Notfallaufnahme, die neuroradiologische und sonstige apparative Diagnostik, ggf. die Einbeziehung einer Intensivstation und schließlich die Weiterverlegung auf Allgemeinstationen und Rehabilitationseinrichtungen. Die Stroke Unit dient vor allem der sehr frühen, gezielten therapeutischen Intervention. Sowohl die Deutsche Gesellschaft für Neurologie als auch die Deutsche Schlaganfall-Stiftung unterstützen die Einrichtung solcher Stroke Units. Die Kommission „Stroke Units" der Deutschen Gesellschaft für Neurologie unter der Leitung von Prof. Berlitt erarbeitete in ihrer Sitzung im Februar 1996 Empfehlungen für die Einrichtung von Schlaganfall-Spezialstationen, die in Heft 23/1996 der Zeitschrift „Aktuelle Neurologie" erschienen sind. Wichtige Voraussetzungen für die Einrichtung einer Stroke Unit sind demnach:

- 24-Stunden-Bereitschaft eines Neuroradiologen
- Internist/Kardiologe bei Bedarf verfügbar
- Computertomographie in 24-Stunden-Bereitschaft
- Doppler-Sonographie in 24-Stunden-Bereitschaft
- EKG-Labor

Hinsichtlich der personellen Ausstattung einer Stroke Unit geht man bei einer Einheit mit 4–8 Betten von 3–4 Ärzten, 2 Pflegekräften je Bett, von der Verfügbarkeit von Krankengymnasten, Logopäden, Beschäftigungstherapeuten, Sozialarbeitern sowie einer Sekretärin (50 %) aus."

(Quelle: Krankenhaus & Management, 6/97, S. 3)

3 Was bedeutet Management?

3.1 Begriffe, Konzepte und Aufgaben

3.1.1 Managementbegriffe

Da der Managementbegriff auch innerhalb des Projektmanagements von grundlegender Bedeutung ist, soll er kurz grundlegend erläutert werden.

Der Begriff „Management" leitet sich ursprünglich aus dem Lateinischen ab, wo „manus agere" soviel wie „handhaben" bedeutet. In der Betriebswirtschaftslehre wird der Managementbegriff dagegen mit „Leitung" oder „Führung" gleichgesetzt, wobei letzterer aufgrund der jüngsten deutschen Geschichte negative Assoziationen zu wecken vermag. Führung wiederum umfaßt eine Vielzahl von Aspekten und reicht von der verantwortlichen Führung einzelner Menschen über das Coachen eines Fußballteams bis hin zur manipulativen Verführung ganzer Massen (Demagogie). Eine klassische Lehrbuchdefinition lautet daher (vgl. z. B. Rahn, 1996, S. 22): „Führung ist die zielorientierte soziale Einflußnahme zur Erreichung gemeinsamer Aufgaben in/mit strukturierten Arbeitssituationen."

Diese Definition macht deutlich, daß Management stets an das Vorhandensein anderer Menschen gekoppelt ist. Führen ist somit ein sozialer Akt. Wer sich selbst „managt" ist vielleicht ein guter Organisator, aber zum echten Manager fehlt ihm das sogenannte *Führungsdreieck,* in das die Führungskraft mit ihren Mitarbeitern eingebunden ist (Abb. 3-1).

Ein Beispiel soll dies verdeutlichen: Die „einsame" Hygienefachkraft eines Krankenhauses hat zwar eine exponierte und wichtige Stellung, aber ihr fehlen in der Regel zugeordnete Mitarbeiter. Erst wenn ihr z. B. eine Praktikantin zugeteilt wird, oder wenn sie den Auftrag erhält, z. B. ein Hygieneprojekt, an dem mehrere Personen beteiligt sind, verantwortlich durchzuführen, wird aus der Hygienefachkraft (für die Dauer des Projektes) ein „Manager".

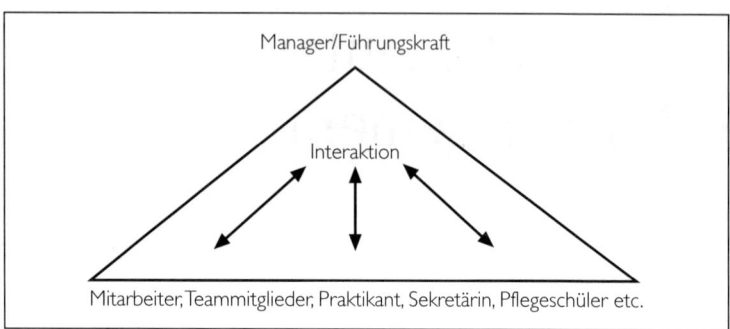

Abb. 3-1
Das Führungsdreieck

Der Managementbegriff wird heute geradezu inflationär verwendet. Man spricht vom „Selbstmanagement", vom „Time-Management" (und meint damit meist nur einen teuren Kalender), aber auch vom „Lean Management" über das *„Pflegemanagement"* bis hin zum modernen *„Projektmanagement"*. Gerade die Führungskraft sieht sich daher einem kaum noch zu überschauenden Wust unterschiedlicher *Managementkonzepte* ausgesetzt (Abb. 3-2).

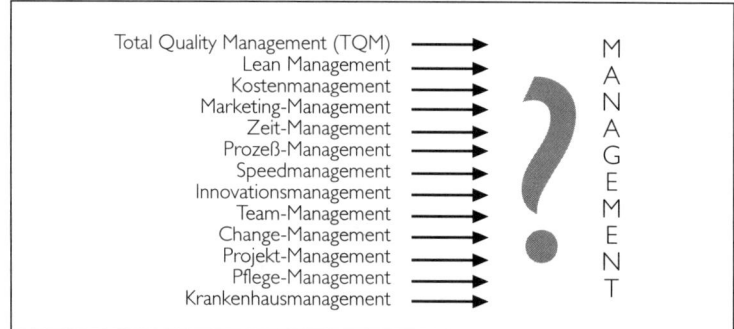

Abb. 3-2
Im „Dschungel" der
Managementbegriffe

Die Professionalisierung der Pflege in Richtung eines systematischen „Pflegemanagements" setzt sich weiter fort. Neben der Einrichtung entsprechender Seminare bis hin zu eigenständigen Hochschul-Studiengängen gewinnt das Berufsbild des *Pflegemanagers* auch auf dem Arbeitsmarkt immer größere Bedeutung (vgl. hierzu auch Haubrock et al., 1997, S. 222 ff.). Berufsgrundlage ist zumeist eine ökonomische Ausbildung mit pflegerischer bzw. medizinischer Vorbildung. Die Komplexität des möglichen Aufgabenfeldes und das hohe Anspruchsniveau an die betriebswirtschaftliche Qualifikation spiegelt die in Abbildung 3-3 wiedergegebene Stellenanzeige beispielhaft wider.

Zukunft in einem dynamischen Dienstleistungsmarkt

Wir sind einer der erfolgreichsten Anbieter auf dem Gebiet Senioreneinrichtungen in Deutschland. Durch die ausschließliche Konzentration auf diesem Bereich haben wir uns als führender Spezialanbieter deutlich positioniert. Für eine unserer exklusivsten Anlagen im attraktiven Umfeld von München suchen wir Sie als

PFLEGEMANAGER/IN

Unser Objekt entspricht bezüglich seiner Ausstattung, Lage und Serviceangebot den hohen Anforderungen unserer anspruchsvollen Zielgruppe. Dabei geht unser Betreuungsangebot von Appartements für Selbstversorger bis zur Kurzzeitpflege und Pflegeplätzen mit „Full-Service". Sie haben die Führungsverantwortung für ca. 100 Mitarbeiter/innen, sind aber auch erste/r Ansprechpartner/in für die Wünsche und Bedürfnisse unserer Klienten und deren Angehörigen. Künftig wird sich unsere Einrichtung noch stärker als ganzheitliches Betreuungs- und Gesundheitszentrum am Ort etablieren und auch weitergehende Serviceleistungen „rund um die Gesundheit" anbieten. Dieses ganzheitliche Konzept läßt dem/der zukünftigen Pflegemanager/in viel Raum für Kreativität und Innovation. Dazu tragen Sie die Verantwortung für das repräsentative Erscheinungsbild unseres Objektes und pflegen die Kontakte vor Ort zu den maßgeblichen Behörden, Institutionen, den Medien und unserer Zielgruppe.

Ihr Profil: Sie haben bereits Erfahrung in der Führung eines Dienstleistungsbetriebes – idealerweise aus dem Gesundheitsbereich/der Seniorenbetreuung. Sie sind kaufmännisch versiert und besitzen ein Gespür für Marketing. Sie können Konflikte moderieren und die manchmal divergierenden Interessen verschiedener Zielgruppen ausgleichen. Sie sind entscheidungsfreudig und können Ihren eigenen Standpunkt durchsetzen. Dienstleister/in sind Sie aus Überzeugung und mit Begeisterung. Kommunikationsstärke und die Fähigkeit, eine Einrichtung zielgruppengerecht zu repräsentieren, zeichnen Sie aus. Ihre Qualifikation umfaßt idealerweise die Heimleiterprüfung.

Die Ausstattung dieser verantwortungsvollen Aufgabe mit ihren hohen Gestaltungsmöglichkeiten wird Sie überzeugen. Eine Bonusregelung sowie ein Firmen-Pkw runden die attraktiven Rahmenbedingungen dieser Position ab.

Ihre aussagekräftigen Bewerbungsunterlagen richten Sie bitte an ...

Abb. 3-3
Berufsbild
„Pflegemanager" –
Beispiel einer
Stellenanzeige

Interessant dabei erscheint das skizzierte vielschichtige Managementprofil. Die Aufgabenstellung nennt als typische Tätigkeitsfelder ausdrücklich:

- Führen,
- Repräsentieren,
- Vermarkten,
- Akquirieren,
- Moderieren,
- Entscheiden,
- Kommunizieren und
- Konfliktlösen.

3.1.2 Managementkonzepte

Generell haben im Krankenhausbereich derzeit u. a. das Lean-Management- und das Total-Quality-Konzept (TQM) größere Bedeutung, weil sie auf die dringend notwendige Verbesserung der Wirtschaftlichkeit und der Qualität abzielen.

Lean-Management-Konzept

Das Lean-Management-Konzept soll einen einfacheren und damit schnelleren Betriebsablauf durch den Abbau überflüssiger Hierarchiestufen gewährleisten. Um sicherzustellen, daß Aufgaben trotz der Hierarchieverflachung auch weiterhin erledigt werden, geht man dazu über, das Aufgabenspektrum einzelner Mitarbeiter oder Mitarbeitergruppen (z. B. Projektgruppen) deutlich zu erweitern. Diese Erweiterung des Aufgabenumfangs *(job-enlargement)* wird gleichzeitig als Motivationsinstrument genutzt, da es die Tätigkeit der betroffenen Person aufwertet *(job-enrichment)*. Wo das Aufgabenspektrum vergrößert wird, vergrößern sich in der Regel auch der Handlungsspielraum und der Einblick in bislang fremde Arbeitsbereiche. Durch dieses Zusammenwirken – auch in Projekten – kann eine Arbeit tatsächlich interessanter und reizvoller werden. Allerdings wird eine Krankenschwester, die mit ihrer Stationsarbeit bereits voll ausgelastet ist, eine Ausweitung ihres Aufgabenspektrums möglicherweise als Ehre empfinden; denkbar ist aber auch, daß sie sich durch die Mehrarbeit „manipuliert" und zusätzlich unter Druck gesetzt fühlt. Der durch das Lean-Management erhöhte *Arbeitsdruck* kann sich dadurch auch leistungshemmend auswirken.

Die fortschreitende „Optimierung" von Arbeits- bzw. Pflegeprozessen durch Zerlegung und Neuorganisation erinnert die Methodik der „Fließbandarbeit". Im Produktionsbereich spricht man daher in Anlehnung an den „*Taylorismus*" (Scientific Management) auch schon vom unliebsamen Phänomen des „Toyotismus".

Kritiker der „schlanken" Organisation weisen zudem gerne darauf hin, daß der Weg zur „Magersucht" nicht allzu weit ist. Mit anderen Worten: Wird die Zahl der Funktionsträger immer weiter ausgedünnt (Stellenabbau), leidet letztlich die Funktionsfähigkeit der gesamten Organsation darunter. Eine Krankenschwester berichtete in diesem Zusammenhang sogar von einem krankenhausinternen „Motivationsprojekt" (s. Kap. 2.4), das den Zweck verfolgte, den Stellenabbau „zu verkaufen" und gleichzeitig zur Mehrarbeit zu motivieren. Motivationshemmend ist beim Lean-Management aber auch, daß die Möglichkeiten zur Karriere eingeschränkt werden. Mitarbeiter fragen sich dann nach ihrer Perspektive: Was nutzt z. B. eine Weiterbilduung zur Stationsleitung, wenn demnächst kein solcher Posten mehr im Krankenhaus zu besetzen ist?

Total-Quality-Konzept (TQM)

Das Total-Quality-Konzept (TQM) soll die Qualität in allen Bereichen des Krankenhauses sicherstellen. Der Ansatz zielt dabei auf alle Ebenen der Leistungserbringung, die sog. „Prozeßkette", ab. Wenn es z. B. das Ziel der Pflegedienstleitung ist, die Patienten frühzeitig mit warmen Mahlzeiten zu versorgen, reicht es nicht aus, die Pflegenden zur rechtzeitigen Essenverteilung zu veranlassen, wenn gleichzeitig die Küche überlastet ist und das Essen dadurch kalt angeliefert wird. Hier hätte auch eine nachträgliche Reklamation wenig Sinn, da sich das Essen ohnehin nur noch aufwärmen ließe. Vielmehr müßte die Küche angehalten werden, eigenständig so zu planen, daß die Mahlzeiten termingerecht und warm die Küche verlassen. Man spricht in diesem Zusammenhang auch vom „internen Kunden", der genauso umfassend zu betreuen ist, wie etwa ein Patient, der als „externer Kunde" die Leistungen des Krankenhauses in Anspruch nimmt. Eine umfassende Kunden- und Qualitätsorientierung läßt sich daher nur erreichen, wenn alle Beteiligten im Rahmen des „Gemeinschaftsprojektes" TQM verantwortlich und koordiniert auf dieses Ziel der „totalen Qualität" hinarbeiten. Die Bildung entsprechender Projektgruppen ist hier unerläßlich.

Eine aktuelle Variante des allgemeinen TQM-Ansatzes ist die gezielte Anwendung der *DIN EN ISO 9000 ff.* auf alle Produke und Dienstleistungen. Mit dieser „Norm" sollen z. B. auch Pflegeabläufe standardisiert und damit qualitativ abgesichert werden können.

Speed-Management

Das Speed-Management als spezielle Form des Managements zur Effizienzsteigerung wird im Zusammenhang in Kapitel 3.1.3 beschrieben.

Während der Trend zur effizienzsteigernden Verschlankung bereits an organisatorische Grenzen zu stoßen scheint, dürfte sich die *Qualitäts- und Kunden-*

orientierung im Management noch weiter fortsetzen (Kap. 5.2). Gerade das Thema „Kundenorientierung" entwickelt sich offenbar zu einem Megatrend. Immer mehr populäre Fernsehsendungen greifen die (berechtigten) Klagen von Kunden über den mangelnden Service und die schlechte Dienstleistungsqualität in Deutschland auf. Hierunter zählen leider immer wieder auch Fälle schlechter Krankenhausleistungen, vor denen allerdings auch TQM-Modelle nicht immer schützen. Projekte zur gezielten Verbesserung der *Patientenorientierung* stehen daher bereits in vielen Krankenhäusern auf dem strategischen Arbeitsplan. Mögliche Ansatzpunkte für eine Erhöhung der Patientenzufriedenheit zeigt Abbildung 3-4.

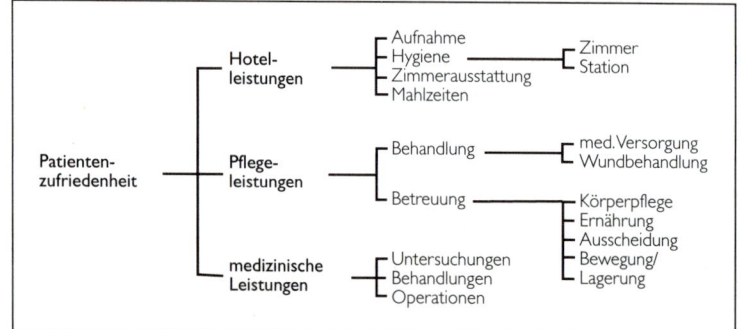

Abb. 3-4
Dimensionen der
Patientenzufriedenheit
(n. Arnold & Paffrath,
1996, S. 102)

Betrachtet man die sich abzeichnenden Trends auf dem professionellen Managementsektor, wie etwa *„Chi"* und *„Kakushin"*, die wahrscheinlich früher oder später auch in das Krankenhausmanagement Eingang finden werden, ist eine stetige Betonung der „Ressource Mensch" festzustellen. Der Pflegende auf der Station wird dabei ebenso wie der Verwaltungsleiter als eine Produktivkraft angesehen, die mehr zu leisten in der Lage ist, als ihre formale Stellenbezeichnung verrät. So ergibt sich auch hier wie in vielen anderen Konzepten zwangsläufig eine Förderung vernetzter *Gruppenarbeit* (vgl. Gomez & Probst, 1997), die sich letztlich auch in einer Aufwertung der klassischen Projektarbeit niederschlägt.

Zur Kennzeichnung der sich ausbreitenden Team- und Kundenorientierung sollen die bereits genannten Begriffe „Chi" und „Kakushin", Trends auf der 4. Management Consultants Weltkonferenz in Yokohama, näher dargestellt werden (Matthes, 1997).

Chi bedeutet soviel wie „Genialität, überlegenes Wissen". Tragende Elemente dieses Managementkonzepts sind:

1. Höhere Produktivität der Angestellten, mehr Kommunikations- und Teamfähigkeit, Kreativität und Weitsicht

2. Management by Kadai (Zukunftsanforderungen), d. h. differenzierte Analyse gesellschafts- und kundenbezogener Trends, zur Formulierung von Unternehmenszielen und Arbeitsprogrammen
3. Schaffen einer entsprechenden Unternehmenskultur, d. h. Heranziehen und Fördern teamorientierter Mitarbeiter.

Kakushin bedeutet soviel wie Innovation im Sinne fortlaufender Erneuerung, mit dem Ziel, sich mit größter Perfektion an ein sich ständig änderndes Umfeld anzupassen. Tragende Elemente des Managementkonzepts sind:
1. „Perfect Cycle", d. h. Untersuchung, Planung, Einführung und Überprüfung
2. Lernende Organisation durch Kaizen (ständige Verbesserung) und radikalen Einsatz neuer Verfahren (Kaikadu)
3. „Company-wide-Commitment", d. h. Mitverantwortung der gesamten Belegschaft.

Bei der sicherlich wichtigen Beschäftigung mit unterschiedlichen (und wechselnden) Managementkonzepten sollte man sich aber immer wieder in Erinnerung rufen, was „Management" in seinem Ursprung bedeutet (Kap. 3.1.1).

3.1.3 Managementaufgaben

Die Aufgabenbereiche, die das Managen umfaßt, werden auch in *Kreislaufmodellen* (vgl. auch den PDCA-Kreislauf in Kap. 5.2) dargestellt, in denen sich auch die Funktionsbereiche des Projektmanagements wiederfinden. Das Mittel des Managements ist zumeist die Kommunikation bzw. die Interaktion mit den Mitarbeitern (Abb. 3-5).

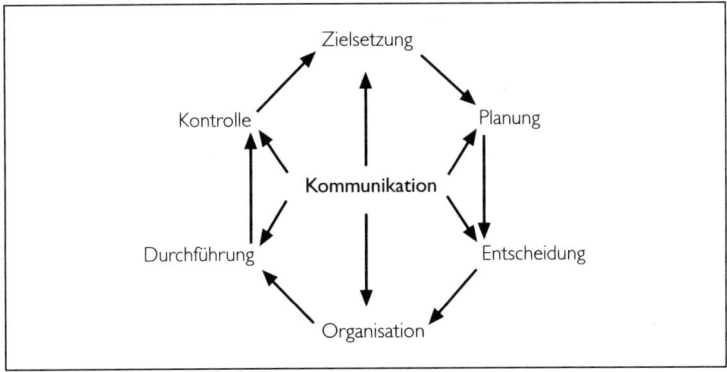

Abb. 3-5
Der Kreislauf des (Projekt-)Managements und die Rolle der Kommunikation

Eine Aufgabe setzt voraus, daß ein Ziel gegeben bzw. zu entwickeln ist. Dieses Ziel ist klar zu definieren und anschließend umzusetzen. Das Verfahren der Umsetzung, d. h. die Art und Weise der Zielerreichung ist Gegenstand der Planung und der Organisation. Die dabei entwickelten Vorschläge müssen beurteilt, und es muß darüber entschieden werden. Die Beantwortung der Frage, welche Entscheidungen letztlich die richtigen sind, hat maßgeblichen Anteil am Erfolg des Gesamtprojekts. Insofern ist es nicht verwunderlich, daß gerade die *Entscheidungstheorie* zu einem wichtigen Instrument der Führung geworden ist.

Der Entscheidungsprozeß nimmt innerhalb der Betriebswirtschaftslehre einen hohen Stellenwert ein. Die Entscheidung für einen neuen Mitarbeiter, für ein neues Gerät oder für eine größere Investition stellt die Führungskraft regelmäßig vor Probleme, weil mit jeder Entscheidung Unsicherheiten verbunden sind. Eine gravierende Fehlentscheidung kann in der Wirtschaft den Job kosten, in der Medizin gar ein Menschenleben. Insofern ist die Suche nach Methoden zur Absicherung von Entscheidungen verständlich. Die Projektarbeit, bei der Entscheidungen von mehreren Personen gemeinsam, d. h. kollektiv getroffen werden, ist eine solche mögliche Sicherungsstrategie.

Eine auf den ersten Blick skurrile Form der Entscheidungsfindung stellt dagegen die Spieltheorie dar, für die der deutsche Wirtschaftswissenschaftler Professor Reinhard Selten 1994 sogar den Nobelpreis erhielt. Die Spieltheorie ist ein Verfahren zur Feststellung von Handlungsalternativen (vgl. Kap. 4.2.7). Zwei Spielpartner stehen sich einander gegenüber, ohne daß die unterschiedlichen Handlungsabsichten bekannt sind. Das „Durchspielen" der verschiedenen Möglichkeiten soll so zur Ermittlung der idealen Lösung führen. Der bekannte Kommunikationsforscher Paul Watzlawick stellte diese durchaus alltägliche Form der Entscheidungsfindung anhand des *„Gefangenendilemmas"* auch für Nichtökonomen anschaulich dar. Das Gefangenendilemma verhilft zu Einsichten in die irrationalen und z. T. paradoxen Verhaltensebenen des Menschen, auf die auch schon Sigmund Freud aufmerksam machte. Mitunter wähnt man sich auch heute noch im Mittelalter, wie eine aktuelle Studie des Allensbacher Instituts für Demoskopie zeigt: Jeder sechste Deutsche glaubt, daß sich die Sonne um die Erde dreht.

Entscheidungen müssen auch praktisch durchgesetzt werden, um eine Wirkung zu entfalten. Sowohl die Durchführung als auch das Ergebnis der Durchführung sind zu kontrollieren, um gegebenenfalls Abweichungen korrigieren zu können.

Wesentlich bei all diesen Managementfunktionen ist die Einsicht in die Bedeutung kommunikativer Prozesse. Ziele und Entscheidungen müssen stets vermittelt werden. Störungen bei der Übermittlung, seien es Gefühlsverletzungen oder Verfahrensfehler, führen unweigerlich zu Beeinträchtigungen der Ergebnisse.

Überträgt man den allgemeinen Managementbegriff auf die Projektarbeit, ergeben sich folgende Parallelen.

Das *Projektmanagement* und seine Anforderungen werden in der DIN 69901 näher definiert als „Führungskonzeption zur Lösung komplexer Aufgaben", d. h. als „Gesamtheit von Führungsaufgaben, -organisation, -techniken und Mitteln für die Abwicklung eines Projektes".

Entsprechend lauten die *Aufgaben des Projektmanagements* ganz allgemein auch hier (vgl. auch Beckers, 1978):

■ *Planung*, d. h. Festlegung von Möglichkeiten und Grenzen des Projektes durch quantitative, qualitative und konkrete Zielformulierung und Situationsanalyse
■ *Kontrolle*, d. h. Steuerung des Projektfortschritts und Überprüfung der Ergebnisse mit den Planungsdaten
■ *Organisation*, d. h. Bildung einer Aufbau- und Ablaufstruktur des Projektes sowie Verteilung der Projektaufgaben
■ *Information*, d. h. regelmäßige Kommunikation mit allen Projektbeteiligten sowie Dokumentation der Ergebnisse
■ *Personalführung*, d. h. Motivation, Konfliktlösung und Koordination der Projektmitglieder

Das Konzept des *Speed-Managements* zeigt, daß auch das Projektmanagement trotz aller Normierungen von Weiterentwicklungen lebt. Die Vertreter des Konzeptes sehen die Notwendigkeit darin, die Dauer von Projekten zu verkürzen, um damit die Effizienz der Ergebnisse insgesamt zu erhöhen. Gerät nämlich ein Projekt zum „Endlosprojekt", wird der eigentliche Sinn – die Problemlösung innerhalb kurzer Zeit – des Projektmanagements verfälscht. Insofern spricht man hier von einem Projektdesign, das den Zeitrahmen gezielt einhält *(Design to time)*. Wie dies zu erreichen ist, illustrieren die nachfolgenden Merkposten, die sich weitgehend selbst erklären. Unter einem „kritischen Pfad" versteht man hierbei eine Projektplanungsphase, die keinen zeitlichen Puffer aufweist. Der Begriff des „Controlling" wird in Kap. 4.2.3 näher erläutert.

Speed-Projektmanagement (n. Hirzel et al., 1992)

1. Projekte durch ganzheitliche Planung beschleunigen
■ Projektarbeit bedeutet nicht Dauerlauf, sondern Spurt!
■ Basis der Projektarbeit ist der Projektstrukturplan!
■ Simultanes Projektmanagement heißt nicht Staffellauf!
■ Vorsicht auf dem kritischen Pfad!

- Kapazitäten projektübergreifend planen!
- Schneller heißt kostengünstiger!

2. Projektorganisation klar artikulieren

3. Geschwindigkeitsorientierte Entscheidungen treffen
- Projekte zeitgerecht positionieren!
- Strikte Prioritäten setzen!
- Weniger Projekte, diese aber schneller!
- Risiken rechtzeitig aufzeigen!

4. Projektüberwachung vorwärts orientieren
- Zeitcontrolling favorisieren!
- Der Prognosebericht ergänzt den Statusbericht!
- Der Planabweicher hat zu informieren!

5. Hebel zur schnellen Projektsteuerung ansetzen
- Den wirkungsvollsten Hebel wählen!
- Projekte antizipativ steuern!
- Erfahrung verfügbar machen!
- Projekte selbst steuern lassen!

Management und auch das Projektmanagement stellen sich als eine spezifische Form der *Verhaltenssteuerung* dar. Management ist in diesem Sinne „angewandte Psychologie" (Kap. 2.3), die sich grundsätzlich wie in Abbildung 3-6 dargestellt systematisieren läßt.

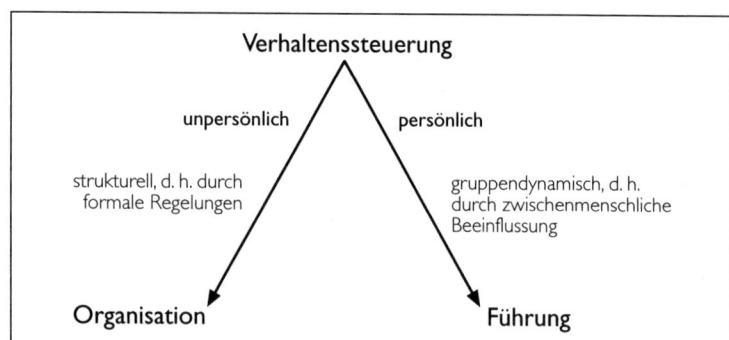

Abb. 3-6
Zum Verhältnis von Organisation und Führung (in Anlehnung an Ulrich & Fluri, 1984, S. 140)

Aufgrund der in einem Projekt naturgemäß beschränkten Teilnehmerzahl steht hier beim Projektmanagement weniger der formale Organisationsaspekt im Vordergrund als vielmehr die Art der Interaktion zwischen den Beteiligten.

Die Bedeutung der Führung für das Projektmanagement wird in Kapitel 3.2 näher erläutert. Angaben zum verhaltenssteuernden Aspekt der Organisation finden sich in Kapitel 3.3. Im Hinblick auf die spezifischen Anforderungen des Projektmanagements läßt sich zur Erhöhung der Übersichtlichkeit die in Abbildung 3-7 gezeigte weitergehende Strukturierung vornehmen.

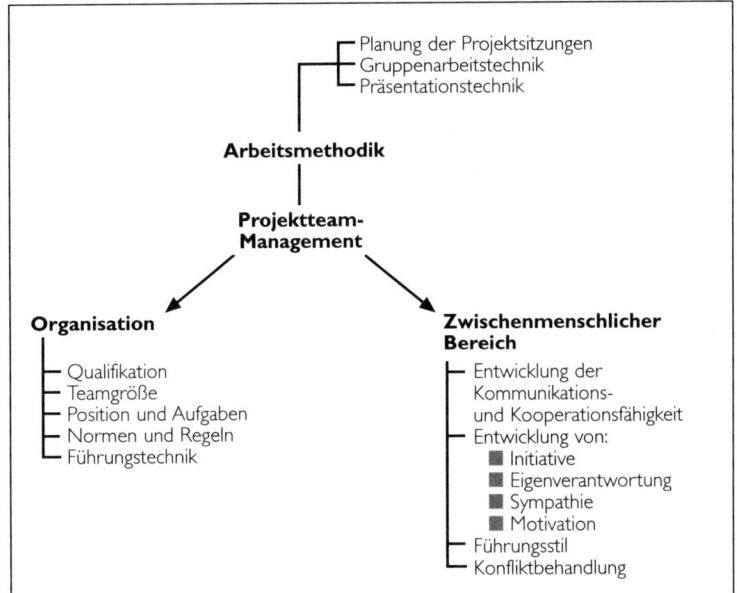

Abb. 3-7
Aufgaben des Team-Managements
(n. Hering & Draeger, 1995, S. 628)

3.2 Persönliche Verhaltenssteuerung: Führung

Wie die Abbildungen 3-1 und 3-6 zeigen, kann der Bereich der persönlichen bzw. zwischenmenschlichen Beeinflussung als „Führung" verstanden werden. Die Person des Führers oder Projektleiters ist der Ausgangspunkt der Beeinflussung. Zugleich stellt sich auch eine Grundsatzfrage, mit der sich nicht nur das Management, sondern auch die Pädagogik bis hin zur Werbung beschäftigt. Das zentrale Anliegen lautet: Wie erreicht man ein gewünschtes Verhalten bei der angesprochenen Zielperson bzw. -gruppe?

Theoretisch ließe sich einwenden, daß sich diese Frage eigentlich nicht stellen dürfte, da die Mitarbeiter immerhin dafür bezahlt werden, daß sie Anweisungen übergeordneter Stellen ausführen. Schließlich ist dies ihr „Job". Die Praxis zeigt jedoch immer wieder, daß auch „erwachsene" Menschen besonderer Führungsmethoden bedürfen, um ein gewünschtes Verhalten zu entwickeln. Allein mit dem Appell an die Vernunft ist allzuoft leider nur wenig erreicht. Gerade in kleinen Teams hat sich daher die *Vorbildfunktion* des Vorgesetzten als unabdingbare Voraussetzung für die erfolgreiche Führung erwiesen. Nur wer die geforderten Vorgaben und Einstellungen selbst vorlebt, kann auch erwarten, daß man seinen Anweisungen folgt. Diese Führungsweise, die gerade in Kleingruppen wirksam ist, stellt im Prinzip nichts anderes als die Anwendung des „sozialen Lernens" im Führungsalltag dar.

3.2.1   Führen durch Vorleben

Als *soziales Lernen* bezeichnet man Formen der Verhaltensänderung, die auf Beobachtung und Nachahmung vorgeführter Modelle beruhen. *Beobachtungslernen* liegt vor, wenn eine Person Beobachtungen des Verhaltens und der Verhaltenskonsequenzen bei einer anderen Person nutzt, um später ihr eigenes Verhalten zu gestalten. Es geht also um das Erlernen von Neuem durch die Beobachtung vorhandener Modelle, deren Verhalten nachgeahmt wird. Diese Ergebnisse gehen auf die Untersuchungen von Bandura zurück, die sich u. a. mit der brisanten Frage beschäftigten, inwieweit z. B. das Fernsehen das Verhalten von Kindern als Zuschauer beeinflußt. Das Phänomen der unkritischen Übernahme von Verhaltensweisen ist gerade im Zusammenhang mit aggressiven bzw. gewalttätigen Vorbildern immer wieder zu beobachten. Bei der Führung von Kleingruppen interessiert dagegen natürlich die Möglichkeit zur Übernahme positiver Vorbilder.

Das beobachtete Verhalten eines Modells – so haben Lernpsychologen herausgefunden (vgl. Zimbardo, 1995) – wird dann am einflußreichsten, wenn

- beobachtet wird, daß es verstärkt wird;
- das Modell als positiv wahrgenommen wird, d. h. mit hohem Status, beliebt, respektiert ist;
- es wahrgenommene Ähnlichkeiten zwischen Eigenschaften und Charakteristika des Modells und des Beobachters gibt;
- verstärkt wird, daß der Beobachter dem Modell Aufmerksamkeit schenkt;
- das Verhalten des Modells sichtbar und auffällig ist – sich klar vor dem Hintergrund konkurrierender Modelle abhebt;
- es im Bereich der Kompetenz des Beobachters liegt, das Verhalten zu übernehmen.

Wer das Verhalten und das Umfeld seiner Mitarbeiter in dieser Weise zu beeinflussen vermag, könnte durchaus erwarten, daß seine Zielvorstellungen auch übernommen werden. Insofern findet auch der Hinweis auf die Rolle der

Führungskraft als „*Primus inter pares*" seine psychologische Berechtigung. Als Projektleiter „Erster unter Gleichen" zu sein bedeutet, durch persönliche Autorität zu führen und zu überzeugen. Diese Führungsfähigkeit stützt sich weniger auf die formale Sanktionsgewalt (Macht, Belohnung und Bestrafung) als vielmehr auf soziale Kompetenz zur Moderation von Gruppen und zur Integration unterschiedlicher Interessen.

3.1.2 Führungsstile

Sicherlich stellt ein sichtbar gelebtes Verhalten die beste Orientierungshilfe für Mitarbeiter dar. Gleichwohl ist zu beachten, daß unterschiedliche Aufgaben auch unterschiedliche Führungsstile bedingen. Man spricht hierbei auch vom situativen Führungsansatz. Wo z. B. Mitarbeiter partout nicht gewillt sind, ein gewünschtes Verhalten an den Tag zu legen, da wird es gegebenenfalls nötig sein, zu anderen, direktiveren Führungsformen zu wechseln.

Ein beliebtes Modell zur Darstellung unterschiedlicher Führungsstile wurde u. a. von Tannenbaum (vgl. Staehle, 1990, S. 311 ff.) entwickelt. In diesem eindimensionalen Modell werden zwei Faktoren als wesentlich herausgestellt: das Verhalten des Vorgesetzten und die Entscheidungsbefugnis des Mitarbeiters bzw. der Mitarbeiterin. Abbildung 3-8 zeigt diesen Zusammenhang.

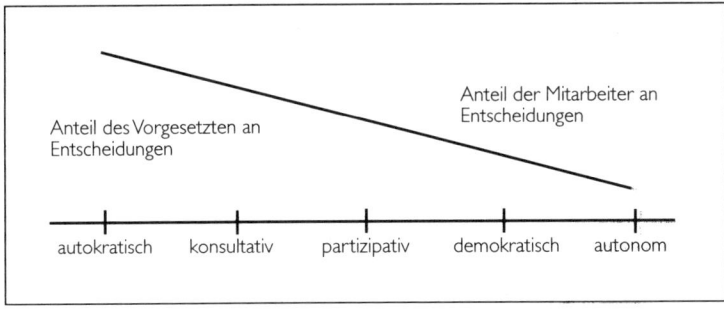

Abb. 3-8
Das Führungsstil-modell nach Tannen-baum (vereinfacht dargestellt)

Welcher Stil ist aber nun der ideale Führungsstil? Ganz allgemein wird man noch einmal betonen müssen, daß es den einzig richtigen Führungsstil sicherlich nicht gibt. Jede Situation ist verschieden und verlangt eine individuelle Antwort auf diese Führungsfrage. Vor dem Hintergrund unserer demokratischen Grundordnung und im Rahmen unserer abendländischen Kultur wird man jedoch immer häufiger zu der Auffassung gelangen, daß der *demokratische, kooperative Führungsstil* als erstrebenswertes Ideal anzusehen ist. Wer von seinen Mitarbeitern Engagement, Courage und eine eigene Meinung verlangt, wird dies wohl nur vor dem Hintergrund demokratischer Arbeitsstrukturen erreichen können. Gerade die Projektarbeit setzt voraus, daß alle

Mitglieder des Projektteams motiviert an dem Projektziel mitarbeiten. Diese Bereitschaft sollte in einem offenen und kooperativen Klima am größten sein. Ein weiteres Führungsmodell, das diesen Ansatz aufgreift, wurde von Blake und Mouton (1971) entwickelt und wird in Kapitel 4.1.1 näher vorgestellt.

Vor dem Hintergrund der *humanistischen Psychologie* (Kap. 2.3) dürften sich folgende Merkmale für einen kooperativen Führungsstil nennen lassen, der dann den größten Erfolg verspricht, wenn er situativ angepaßt umgesetzt wird:

- Beziehungen pflegen und Gespräche führen,
- Spielraum geben und Grenzen setzen,
- fördern und fordern,
- Zusammenarbeit statt Zuarbeit,
- überzeugen, statt nur informieren,
- Interessen nutzen, Anreize schaffen, motivieren,
- mehr loben, weniger kritisieren,
- Konflikte lösen – ohne Sieger und Besiegte,
- vertrauensvoll kontrollieren und beurteilen,
- durch Persönlichkeit führen.

Betrachtet man das Modell von Tannenbaum (vgl. Staehle, 1990, S. 312) genauer, wird man feststellen, daß es offenbar einen Führungsstil gibt, der über die demokratische Kooperation noch hinausgeht: Der *autonome Führungsstil* ist eigentlich kein Führungsstil mehr, da die Führungsperson scheinbar keine Rolle mehr spielt. Gleichwohl finden wir in immer mehr Arbeitsbereichen, daß es durchaus möglich ist, *teilautonome Arbeitsgruppen* eigenverantwortlich arbeiten zu lassen (vgl. Antoni, 1994, S. 35 f.). Kreative Menschen, etwa in einer Werbeagentur, dürften durchaus in der Lage sein, eigenständig Vorschläge zu erarbeiten, ohne daß es einen „Chef" gibt, der sich einmischt. Ein solches „Projekt" könnte theoretisch ohne äußere Führung auskommen. Ebenso könnte man sich aber auch fragen, wo möglicherweise im Krankenhausalltag eine unnötige Einflußnahme übergeordneter Instanzen stattfindet. Denkbar wäre beispielsweise, daß eine Station ihre Dienst- und Urlaubspläne autonom, d. h. ohne äußere Einmischung erledigt. Wichtig wäre dabei eigentlich nur die Erreichung des Organisations- bzw. Leistungsziels, nämlich daß die Station stets ordnungsgemäß besetzt bleibt (vgl. Warnecke, 1994).

3.3 Unpersönliche Beeinflussung: Organisation

Der Organisationsbegriff umfaßt zwei wesentliche Organisationsformen: Je nachdem, ob man Strukturen bildet, spricht man von der Aufbauorganisation (Abb. 3-9) oder von der Ablauforganisation, wenn es um die Gestaltung von Prozessen geht.

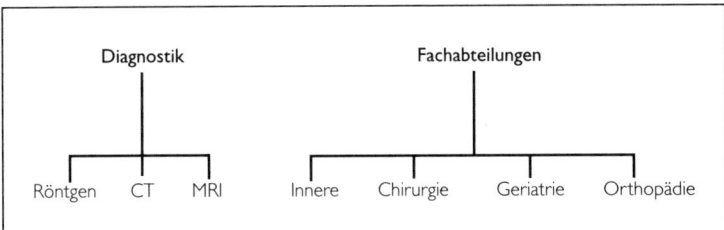

Abb. 3-9
Nach Sparten bzw. Funktionen gegliederte Aufbaustruktur (aus Haubrock et al., 1997, S. 175)

Grundsätzlich gilt jedoch auch hier, daß die Art und Weise, in der die Arbeit der Menschen strukturiert ist, auch ihr Denken und Handeln bestimmt. Wer auf einer offenen, transparent organisierten Station Dienst tut, wird sicherlich ein flexibleres und patientenorientierteres Verhalten an den Tag legen können, als ein Mitarbeiter der durch organisatorische Zwänge und stark routinierte Abläufe in seiner Entfaltung behindert wird. Ein Beispiel für eine solche Behinderung bzw. für einen rigiden Ablauf wäre etwa die Organisation der Speisenverteilung (n. Haubrock et al., 1997, S. 188):

1. Essenwagen übernehmen
2. Nichtselbständige Patienten hochlagern
3. Essen zu den Patienten bringen
4. Patienten beim Essen helfen
5. Prüfen, ob Patienten noch Appetit haben
6. Tablett holen
7. Tabletts in den Essenwagen einschichten und für den Abtransport fertig machen

3.3.1 Projektaufbauorganisation

Die Aufbauorganisation beschreibt grundsätzlich die bestehenden Strukturen einer Organisation. Diese finden sich in der Regel in Organigrammen niedergelegt, die Unter- und Überstellungsverhältnisse sowie die Art und Weise, in der Stellen zu Stationen, Abteilungen usw. zusammengefaßt sind, wiedergeben.

So wie sich unterschiedlich strukturierte Spitäler finden lassen (z. B. solche mit Profit-Center-Struktur und solche mit hierarchischer Linienstruktur), so wird es auch Projekte geben, die unterschiedlich aufgebaut sind. Je nach Zielsetzung und Bedeutung eines Projektes lassen sich entsprechend verschiedene Formen der Projektorganisation unterscheiden (Abb. 3-10).

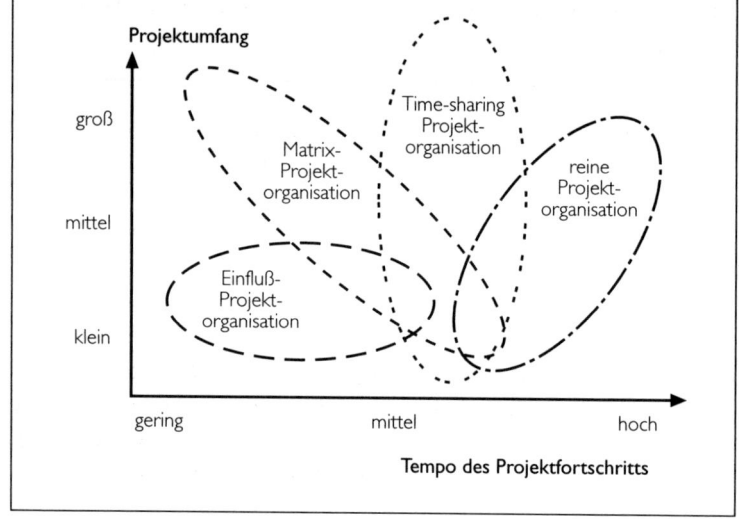

Abb. 3-10
Formen der
Projektorganisation
entsprechend dem
Einsatzgebiet (nach
Hering & Draeger,
1995, S. 626)

Einfluß-Projektmanagement

Das Einfluß-Projektmanagement ist von einer nur geringen Einflußnahme des Projektleiters gekennzeichnet. Er hat in der Regel keine großen Kompetenzen und Eingriffsmöglichkeiten. Das Projekt wird von ihm nebenbei durchgeführt, wobei er vornehmlich auf seine soziale Geschicklichkeit angewiesen ist. Gerade im Krankenhaus wird diese Form der Organisation dort zu finden sein, wo es um die Durchführung „kleiner" Vorhaben geht. Die psychische Belastung des Projektleiters kann durch seine geringe Einflußmöglichkeit jedoch durchaus groß sein.

Matrix-Projektorganisation

Die Matrix-Projektorganisation sieht vor, daß Projekte der normalen Betriebsorganisation offiziell zur Seite gestellt werden. Der Projektleiter arbeitet an verschiedenen Schnittstellen mit den vom Projekt betroffenen Abteilungen zusammen. Für die Mitarbeiter bedeutet dies unter Umständen, daß sie sowohl dem Projektleiter unterstellt sind als auch ihrem normalen Vorgesetzten, der seinen Einfluß mit dem Projektleiter teilen muß. Die daraus entstehenden menschlichen Probleme können durchaus erheblich sein. Gleichwohl fördert gerade das Matrix-Projektmanagement die interdisziplinäre Zusammenarbeit und die Flexibilität aller betroffenen Mitarbeiter.

Time-sharing-Projektorganisation

Die Time-sharing-Projektorganisation sieht vor, daß der Projektleiter bzw. die Projektbeteiligten zeitweise an der Projektdurchführung arbeiten, während sie sonst andere Aufgaben durchführen. Diese Form der (Teilzeit)-Projektarbeit findet sich im Krankenhaus beispielsweise dort, wo keine vollen Stellen besetzt werden. Eine Hygieneschwester arbeitet etwa drei Tage in der Woche als normale Krankenschwester in der Ambulanz und nimmt nur die übrigen zwei Tage ihre Projektaufgaben wahr.

Reine Projektorganisation

Die reine Projektorganisation bietet sich dort an, wo umfassende Projekte in möglichst kurzer Zeit abgewickelt werden müssen. Diese Form der Projektorganisation sieht einen vollverantwortlichen Projektleiter vor, der für einen straffen und klar geregelten Projektablauf sorgt. Der Projektleiter verfügt hierbei über entsprechend umfassende Befugnisse, die ihn aus dem normalen Krankenhausablauf herausheben. Das nur für das Projekt abgestellte Team bezeichnet man daher auch als „Task Force", d. h. als eine Art „Sondereinsatzgruppe" (vgl. auch Ulrich & Fluri, 1984, S. 157). Der Aufwand für diese Task Forces ist erheblich und lohnt sich daher nur bei wichtigen Großprojekten. Typische Task-Force-Projekteigenschaften sind daher (Staehle, 1990, S. 712 f.):

- aufgaben- und problemorientiert,
- zeitlich begrenzt,
- interdisziplinär und heterogen,
- flexibel und innovativ,
- prozeß- und ergebnisorientiert.

3.3.2 Projektablauforganisation

Die Ablauforganisation regelt die Arbeitsprozesse, d. h. die Abfolge verschiedener Arbeitsschritte, die Weitergabe von Information usw. Innerhalb der Projektorganisation wird der Projektablauf geplant, gesteuert und überwacht. Der Projektmanager nimmt hierbei auch die Aufgaben eines *Prozeßmanagers* wahr, der für die möglichst reibungslose und organisationsverträgliche Abwicklung des Projektes sorgt. Organisatorische Hilfsmittel sind insbesondere *Ablauf- und Flußdiagramme.*

Eine kritische Analyse der betrieblichen Abläufe liefert in der Regel das notwendige Datengerüst für die nachfolgende Ablaufgestaltung bzw. -optimierung, deren Elemente sich wie folgt zusammensetzen (Haubrock et al., 1997, S. 179):

- Festlegung einer zweckmäßigen Ablaufgestaltung (gedankliches Durchspielen),
- Abstimmung der Arbeitsabläufe untereinander,
- Fixierung der räumlichen, technischen und zeitlichen Ordnung (Pläne machen),
- Optimierung der Durchlaufzeit (z. B. für die Abfolge einzelner Pflegebausteine),
- Optimierung der Personal- und Betriebsmittelauslastung.

Als Planungsinstrument des Projektmanagements hat sich dabei insbesondere die sogenannte *Netzplantechnik* bewährt, die es ermöglicht, Abläufe vorausschauend zu planen und Kosten- bzw. Zeitveränderungen im Ablauf gezielt entgegenzusteuern. Eine Projektphase bzw. ein Vorgang ist dabei durch ein Anfangs- und ein Endereignis in Form von Knoten gekennzeichnet. Daher bedeuten die Zahlen in Abbildung 3-11 im einzelnen:

- links oben: Nummer des Ereignisses;
- links unten: frühester Zeitpunkt des Ereignisses;
- rechts unten: spätester Zeitpunkt des Ereignisses, eine Überschreitung würde zur Verzögerung des Gesamtprojektes führen;
- rechts oben: längste Zeitdauer bis zum Projektende, sie ist zur Berechnung des spätesten Ereigniszeitpunkts erforderlich.

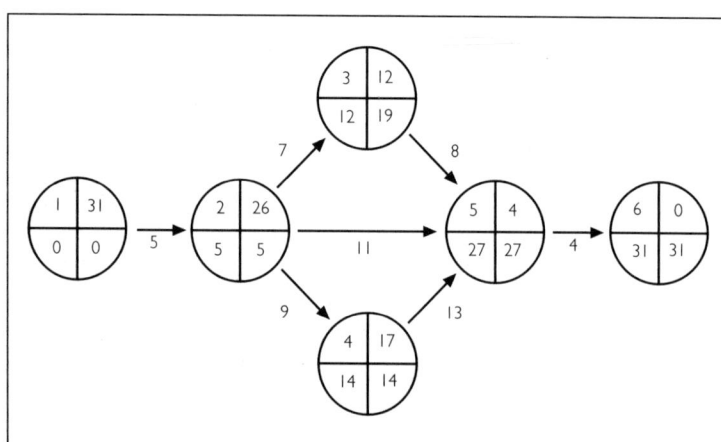

Abb. 3-11
Einfacher Netzplan
(nach Schanz, 1994,
S. 203)

Die Methodik der Netzplantechnik zwingt zu einer großen Systematik und differenzierten Zerlegung der einzelnen Projektarbeitsschritte. Insofern steigt die Informations- und Planungssicherheit. Gleichzeitig nimmt jedoch die Komplexität der Projektbetrachtung zu, was dazu führt, daß diese Methode heute vorzugsweise EDV-gestützt und bei technischen Großprojekten eingesetzt wird. Gleichwohl bleibt es auch bei kleineren Projekten eine wesentliche Aufgabe des Projektmanagements, für eine systematische *Prozeßbegleitung* und koordinierte Abfolge der einzelnen Arbeitsschritte zu sorgen. Zur näheren Beschäftigung mit der Netzplantechnik sei auf die vorhandene umfangreiche Spezialliteratur (z. B. Werneck, 1973) verwiesen.

3.4 Entwicklung von Organisation und Personal

Der Erfolg einer Projektarbeit hängt wesentlich von der Reife und von dem in der Organisation vorherrschenden Arbeitsklima ab. Allein die Zusammenarbeit in einem bunt gemischten Team setzt eine gewisse Bereitschaft zur Kooperation voraus, die keineswegs immer gegeben ist. Gerade im Krankenhausbereich, wo häufig noch eine strikte Trennung der verschiedenen Bereiche in Verwaltung sowie ärztlichen und pflegerischen Dienst anzutreffen ist, kann die interdisziplinäre und vor allem gleichberechtigte Projektarbeit nicht unbedingt als Selbstverständlichkeit angesehen werden. Wünsche, Bedürfnisse, Gruppennormen und Werthaltungen müssen gezielt aufeinander abgestimmt werden, damit es zu einem gleichgerichteten Verhalten innerhalb der Projektarbeit kommt (siehe Kasten Seite 43).

Erforderlich ist eine gezielte Entwicklung sowohl der Organisation als Ganzes als auch eines jeden einzelnen Mitarbeiters. Anlässe für diese *Organisationsentwicklung* können beispielsweise veränderte Effizienz- und Qualitätsansprüche sein (ISO 9000 etc.), die eine veränderte Organisationsstruktur und entsprechend angepaßte Führungsstrukturen verlangen (vgl. hierzu auch Kasten Seite 43). Die Organisations- und Mitarbeiterentwicklung orientiert sich am Ziel der Teamfähigkeit (Teamentwicklung) und an einer konsequenten Veränderungsbereitschaft. Der Projektmanager handelt hierbei durchaus im Sinne des *Change-Managements,* d. h. als ein gruppendynamischer Förderer, Entwickler, Moderator und Integrator. Gleichwohl ist in der betrieblichen Praxis zu beobachten, daß viele Veränderungsmaßnahmen vorzugsweise noch in produktions- bzw. verfahrensorientierten Bereichen ansetzen, weil diese scheinbar leichter zu handhaben und zu kontrollieren sind. Gerade die Erfahrungen mit populären *Reorganisationsprozessen* (z. B. Business Reengineering) zeigen jedoch (vgl. Kieser, 1996), daß diese nur dann langfristig Erfolg versprechen, wenn sie auch verhaltensorientiert, d. h. im Denken jedes einzelnen Mitarbeiters angelegt sind. Bei Reorganisationsprojekten im Krankenhaus heißt dies aber auch, daß sich nicht nur der pflegerische Dienst, sondern z. B. auch die Verwaltung umstellen müßte. Abb. 3-12 illustriert, daß die Akzeptanz formaler Regelungen zu wesentlichen Teilen auf den (verborgen) zugrundeliegenden Einstellungen bzw. dem Klima in der Gruppe beruht.

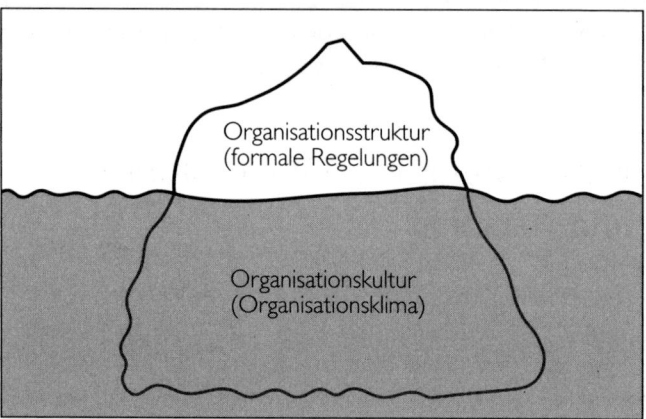

Abb. 3-12
Der organisatorische Eisberg (n. Ulrich & Fluri 1984, S. 179)

Wichtige Ziele der Organisationsentwicklung sind daher auch (vgl. Ulrich & Fluri 1984, S. 180):

- Förderung der Einsicht in zwischenmenschliche Prozesse
- Stärkung des gegenseitigen Vertrauens und Entwicklung einer offeneren Kommunikation
- Schaffung von Möglichkeiten der Selbstentfaltung für alle
- Bessere Einbindung einzelner in die Gruppe
- Besseres Führungsverhalten von Vorgesetzten
- Verträgliche Konfliktbewältigung
- Abbau von Ängsten

Gerade der letzte Punkt, d. h. der gezielte Angstabbau, gelingt in der Regel nur in Verbindung mit dem Wissen um die innerpsychischen Prozesse der betroffenen Mitarbeiter. Die zugrundeliegenden Bewältigungsmechanismen gehen dabei bis auf die von Freud untersuchten Verdrängungsmuster zurück (vgl. auch Zimbardo, 1995, S. 488).

Ziel der Projektarbeit sollte in der Regel eine Identifizierung aller Beteiligten mit den Aufgaben und angestrebten Ergebnissen sein. In der Praxis ist jedoch gerade bei neuen und einschneidenden Vorhaben häufig mit den genannten Abwehrhaltungen zu rechnen, die in vielfältiger Form zum Ausdruck kommen können.

Typische Verdrängungsmechanismen
- Verdrängung
- Reaktionsbildung
- Verleugnung
- Verschiebung
- Phantasien
- Isolierung
- Projektion
- Ungeschehenmachen
- Rationalisierung
- Regression
- Identifikation
- Überkompensation
- Sublimierung

Durch die zielgerichtete Entwicklung der Organisation sollen insbesondere Machtdifferenzen ausgeglichen und den Mitarbeitern mehr Möglichkeiten zur *Partizipation* gegeben werden. Gerade die Mitarbeit in Projekten birgt für Mitarbeiter auch eine Chance zur persönlichen Weiterentwicklung, da ihnen

- neue Aufgaben gestellt werden,
- die Teamarbeit soziale Herausforderungen bietet,
- Freiräume geboten und Kreativität gefordert werden,
- Möglichkeiten zur Selbsterfahrung und zum Feedback gegeben werden (vgl. auch Badelt, 1997, S. 300).

Die Frage, wie nun Organisationsentwicklung betrieben werden kann, läßt mehrere Antworten zu. Da sich Veränderungen im organisatorischen Aufbau ebensowenig wie in den Einstellungen der Mitarbeiter kurzfristig und umfassend herbeiführen lassen, bieten sich unterschiedliche Vorgehensweisen für den *„geplanten Wandel"* – etwa hin zu einer verstärkten Teamarbeit – an. Zu nennen sind hier etwa der Top-Down-Ansatz, der Bottom-Up-Ansatz, der zweiseitige Ansatz, der bipolare Ansatz, der Keil-Ansatz und der Flecken-Ansatz (vgl. auch Staehle 1990, S. 837 ff.). Einige der genannten Ansätze werden im folgenden beschrieben.

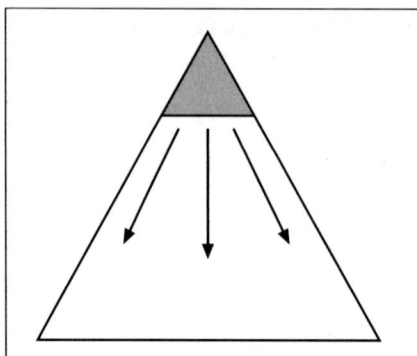

Abb. 3-13
Top-Down-Ansatz

Top-Down-Ansatz

Beim Top-Down-Ansatz (Vorgehen: „von oben nach unten") bestimmt die Unternehmensleitung das Organisationsentwicklungsziel und versucht, dieses „von oben herab" durchzusetzen. Es ist ein erheblicher Aufwand an Überzeugungsarbeit zu leisten, damit die Ziele der Unternehmensleitung auch von den Mitarbeitern akzeptiert und übernommen werden. Gleichwohl ist dieses Vorgehen bei Veränderungsprozessen durchaus weit verbreitet, da die Unternehmensleitung so ihren Führungsanspruch durchzusetzen versucht.

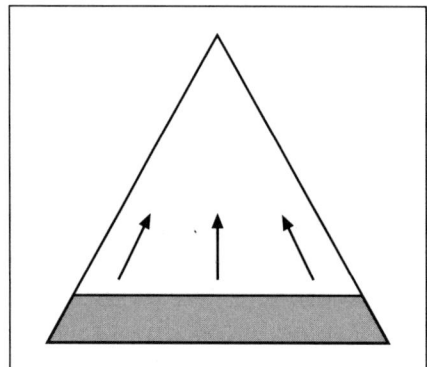

Abb. 3-14
Bottom-Up-Ansatz

Bottom-Up-Ansatz

Beim Bottom-Up-Ansatz (Vorgehen „von unten nach oben") geht die Veränderung von der Mitarbeiterbasis aus. Die Mitarbeiter entwickeln eigenständig Vorstellungen, wie die Organisation beschaffen sein sollte, und setzen diese Veränderung von unten nach oben bis in die Führungsetage durch. Dieses Vorgehen erinnert an die „Maschinenstürmer" der industriellen Revolution, und so verwundert es kaum, daß sich gerade diejenigen Manager dem Wandel widersetzen, die sich in ihren Kompetenzen bedroht sehen. Die Veränderung von unten nach oben ist daher eine eher seltene Variante der Organisationsentwicklung.

Bipolarer Ansatz

Beim bipolaren Ansatz wirkt der Veränderungsdruck sowohl von oben, d. h. von der Führungsspitze, als auch von der Mitarbeiterbasis her auf die Organisation ein. Ein wesentliches Problem stellen bei diesem Vorgehen die Manager der mittleren Führungsebene dar, die quasi von zwei Seiten unter Druck gesetzt werden. Die Mitarbeiter fordern z. B. mehr Mitsprachemöglichkeiten, und die Geschäftsleitung fordert einen effizienteren Führungsstil.

Das mittlere Management entpuppt sich dabei nicht selten als organisatorische „Lähmschicht", die den Wandel zu verhindern sucht.

Zweiseitiger Ansatz

Beim zweiseitigen Ansatz geht die Veränderung vom organisatorischen Mittelbau aus, d. h. die mittlere Führungsebene wird als Promotor für den Wandel eingesetzt. Diese Form des Veränderungsprozesses setzt jedoch eine gründliche Schulung und umfassende Überzeugungsarbeit bei der betroffenen Mitarbeiterschicht voraus.

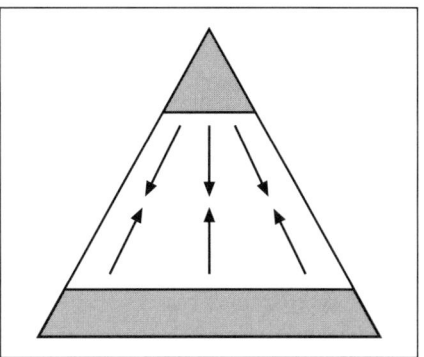

Abb. 3-15
Bipolarer Ansatz

Keil-Strategie

Veränderungsprozesse können auch in Form eines organisatorischen Keils eingeleitet werden. Der Keil besteht in der Regel aus einem durchgängigen Teilbereich des Unternehmens. Dies hat den Vorteil, daß man hier exemplarisch den Veränderungsprozeß testen kann. Im Erfolgsfall kann der Bereich des Keils stetig erweitert werden, bis das gesamte Unternehmen von der gewünschten Veränderung erfaßt ist.

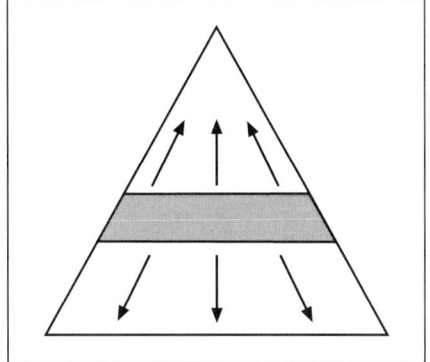

Abb. 3-16
Zweiseitiger Ansatz

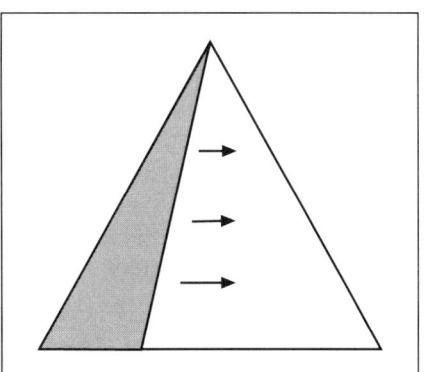

Abb. 3-17
Organisatorischer Keil

Flecken-Strategie

Die Flecken-Strategie macht sich das Engagement einzelner Gruppen zunutze, die sich bereits für Veränderungen empfänglich gezeigt haben. Diese zunächst

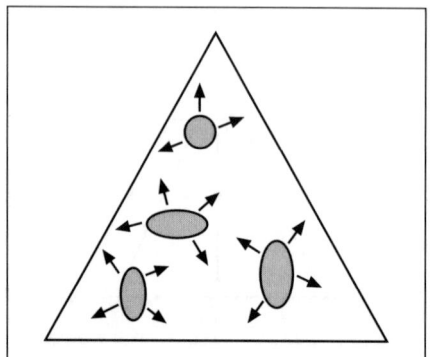

noch isolierten Gruppen beginnen mit den geplanten Veränderungsprozessen und versuchen dabei andere Mitarbeiter für ihre Tätigkeit zu begeistern. Auf diese Art und Weise sollen schließlich immer mehr Gruppen entstehen, die sich an dem Veränderungsprozeß beteiligen.

Abb. 3-18
Flecken-Strategie

3.5 Projektmanagement im Krankenhaus

Der wesentliche Unterschied zwischen krankenhausspezifischen Projekten und solchen, die in anderen Unternehmen durchgeführt werden, liegt vornehmlich in der Art der Unternehmensführung begründet. Während klassische Wirtschaftsunternehmen ohnehin schon immer auf ihre Effizienz und Wirtschaftlichkeit bedacht waren, müssen Krankenhäuser häufig erst lernen, diesen Wirtschaftlichkeitsansatz praktisch umzusetzen. Krankenhäuser und ähnliche Einrichtungen werden gemeinhin als *Non-Profit-Organisationen* (NPO) angesehen, die häufig eigenen Führungsregeln und Arbeitsverhältnissen unterworfen sind. Gerade dieser bislang eher nicht wirtschaftlich orientierte Führungsstil führt nun aber zunehmend dazu, eine verstärkte Managementorientierung anzustreben. Insofern bedarf auch „das Projektmanagement in NPO keiner spezifischen Anpassung", wie Gareis (in Badelt, 1997, S. 298) betont, außer einer inhaltlich an den Bedürfnissen des Krankenhauses orientierten Ausgestaltung.

Als problematisch dürfte im Krankenhausbereich vorzugsweise die fehlende Managementerfahrung anzusehen sein. Mitarbeiter waren stets daran gewöhnt, den in Linien vorgebenen Dienstweg zu beachten (vgl. Haubrock, 1997, S. 215 sowie Tominaga, 1996). So sind beispielsweise die Anweisungen des Arztes für die Pflegenden stets bindend, und der Ermessensspielraum für den Einzelnen ist gering. Die bewußte Einbeziehung des pflegerischen Dienstes in größere Entscheidungsprozesse setzt daher eine konsequente Sensibilisierung für diesen Arbeitsstil voraus, die sorgfältig geplant und eingeleitet werden muß. Projektmanagement im Krankenhaus beruht daher zu wesentlichen Teilen auf psychologischen bzw. pädagogischen Säulen, die eine Vertrauensbasis für das veränderte Arbeiten im Projekt bilden. Formale Regelungen – wie etwa die Vereinbarung einer spezifischen Kommmunikations-struktur – im Projekt bedürfen daher einer allgemeineren Diskussion und Dokumentation, um die Sicherheit bezüglich der eigenen Rolle für alle Projektmitglieder zu erhöhen.

Positiv für das Projektmanagement im Krankenhaus dürfte allerdings die soziale Kompetenz der beteiligten Mitarbeiter zu bewerten sein, die in der Regel weitaus stärker ausgeprägt ist als bei Mitarbeitern in klassischen Wirtschaftsbetrieben. Kollegialität, Vertrauen, Sorgfalt, Engagement und Verläßlichkeit sind Eigenschaften, die in sozialen Berufen eine notwendige Voraussetzung sind und die der gemeinsamen Arbeit im Projektteam durchaus zuträglich sind; sie fördern nicht zuletzt das Entstehen einer günstigen *Projektmanagementkultur* (Abb. 3-12), die freilich nicht mit dem Arbeitsstil ausufernder „Diskussionszirkel" zu verwechseln sein darf (vgl. hierzu Jaschke & Bruch, 1997).

Jüngste Analyse bundesdeutscher Kliniken

tak - Die Berliner Kliniken sind die unproduktivsten in ganz Deutschland. Zu diesem Ergebnis ist das Statistische Bundesamt in Wiesbaden bei seiner jüngsten Analyse aller bundesdeutschen Krankenhäuser gekommen. Erstmals wurden nicht die Betten, sondern die Patienten je Klinikmitarbeiter verglichen. In der Hauptstadt kümmern sich im Jahr in den rund 70 Kliniken etwa 60 000 Klinikvollkräfte um 620 000 Krankenhausfälle. Laut Statistik bilden die Berliner Krankenhausangestellten das Schlußlicht. Während sich in der Hauptstadt ein Klinikmitarbeiter jährlich um 10,4 Patienten kümmert, versorgt eine Brandenburger Klinikkraft im Jahr 18,9 Patienten. Der Bundesdurchschnitt liegt bei 16,9 Kranken im Jahr. Unter die Lupe genommen haben die Wiesbadener Statistiker auch die Effizienz einzelner Berufssparten in den Krankenhäusern. Am schlechtesten fällt das Urteil für die Sonderdienste (Sozialarbeiter, Seelsorger, Krankenfürsorger) und die technischen Dienste (Betriebsingenieure, Handwerker, Maler, Tapezierer) aus. Während auf einen Berliner Betriebsingenieur statistisch 347 Patienten im Jahr kommen, sind es in anderen Bundesländern fast doppelt so viele Kranke. Ein schlechtes Zeugnis wird auch den sogenannten Verwaltungsdiensten ausgestellt. Die Zahlen belegen, daß Berlin auch hier weiter unter dem Bundesdurchschnitt liegt. Zu den Verwaltungsdiensten zählen alle Verwaltungskräfte: vom Buchhalter bis zum Pförtner. Eine Berliner Verwaltungskraft bearbeitet im Jahr 135 Krankenakten. Der Bundesdurchschnitt liegt jedoch bei 249 Patienten je Verwaltungsmitarbeiter. Geringer sind die Abweichungen beim direkten Dienst am Patienten. Eine Berliner Pflegekraft versorgt im Jahr 29 Patienten, der Durchschnitt liegt bei 43 Kranken. Ein Berliner Mediziner behandelt im Jahr 86 Patienten, 62 weniger als der bundesdeutsche Arzt. „Von der Produktivität her sind die Berliner Kliniken das Schlußlicht", lautet das Resümee des Chefs der Berliner Ersatzkassenverbande, Karl-Heinz Resch. Die Ersatzkassen wollen nun die Berliner Krankenhäuser unter die Lupe nehmen und auch die Effizienz jedes Mitarbeiters überprüfen.

Quelle: Die Welt, 24.7.97, S. 8.

4 Was leistet der Projektleiter?

In der Regel werden an den Leiter eines Projektes besondere Anforderungen gestellt, die ihn für diese spezifische Führungsrolle befähigen. Gerade im Krankenhaus nimmt häufig der ärztliche Dienst eine Führungsposition für sich in Anspruch. Vermeintliche Gründe hierfür sind häufig die akademische Ausbildung oder der Rang innerhalb des Krankenhauses. Die zunehmende Akademisierung der Pflege läßt hier jedoch eine Angleichung erwarten, so daß auch leitende Pflegekräfte sich anspruchsvollen Entwicklungs-, Forschungs- und Sonderaufgaben zuwenden werden (vgl. Arnold & Paffrath, 1996, S. 199) wie z. B.:

■ die grundsätzliche Förderung pflegerischer Entwicklungen,
■ die Ermittlung des jeweils individuellen Pflegebedarfs,
■ Entwicklung und Weiterentwicklung einer patientenorientierten Pflege,
■ Entwicklung entsprechender Pflegekonzepte,
■ Überprüfung der Pflege auf Effektivität und Effizienz,
■ Unterstützung der Professionalisierung der eigenen Berufsgruppe.

Es erscheint als eine gängige Erfahrung, die man nicht nur im Krankenhaus sammeln kann, daß eine akdemische Bildung oder der hohe Status nicht notwendigerweise auch mit Führungsfähigkeiten gekoppelt ist. Insofern werden die Vertreter des pflegerischen Dienstes häufig automatisch in den Hintergrund gedrängt, wenn es um die Verteilung der Führungsverantwortung innerhalb des Projektes geht. Gleichwohl kommt es in Projekten immer wieder vor, daß Vertretungen oder Einzelaufgaben der Projektleitung übernommen werden müssen, die dann auch dem leitenden Pflegepersonal zufallen. Insofern gelten die Anforderungen an eine Projektleitung dann gleichermaßen auch für den Vertreter.

Formal gesehen ist die Rolle, d. h. die Summe der an die Projektleitung gerichten Erwartungen, wesentlich durch die nachfolgend genannten Merkmale gekennzeichnet: Aufgaben, Verantwortung und Befugnisse (Kompetenzen) sind dabei stets typische Grundmerkmale für die Beschreibung einer bestimmten Position im Unternehmen *(Stellenbeschreibung)*. Grundsätzlich gilt, daß sich Aufgaben, Befugnisse und Verantwortung entsprechen sollen, damit der Stelleninhaber seine betrieblichen Aufgaben erfolgreich erledigen kann (Abb. 4-1).

Ein Pfleger, der z. B. die Aufgabe übernimmt, ein Projekt zur Entwicklung einer neuen Schichtenregelung zu leiten, muß auch die Befugnis haben, entsprechende Informationen – etwa aus der ihm sonst nicht zugänglichen Verwaltungsabteilung – einzuholen. Er sollte allerdings auch die Verantwortung für die zügige Abwicklung des Projektes tragen; andernfalls würde er nur die Rolle einer „Grauen Eminenz" einnehmen.

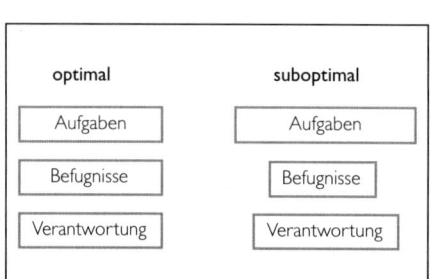

Abb. 4-1
Optimale und weniger optimale Stellenausstattung

Als *formale Merkmale* des Projektleiters sind u. a. zu nennen (vgl. Steinbuch, 1995, S. 67 ff.):

■ der Aufgabenbereich im Projekt;
■ der Verantwortungsbereich hinsichtlich
  ☐ Ergebnissen,
  ☐ Personal,
  ☐ Budget,
  ☐ Sachmitteln,
  ☐ Terminen;
■ die Befugnisse hinsichtlich
  ☐ Projektplanung,
  ☐ Aufgabenfestlegung,
  ☐ Mitarbeiterauswahl,
  ☐ Anweisungsrecht,
  ☐ Entscheidungsrecht,
  ☐ Informationsrecht.

4.1 Persönliche Voraussetzungen

Der Projektleiter hat, wie jede Führungskraft, über verschiedene Qualifikationen zu verfügen, die seine Gesamt- bzw. *Handlungskompetenz* ausmachen. Gerade im Hinblick auf das Leiten und Steuern einer interdisziplinären Projektgruppe ergeben sich jedoch besondere persönliche Anforderungen an die sozialen Fähigkeiten und Fertigkeiten. An den persönlichen Voraussetzungen entzündet sich häufig die Frage, wer diese Eigenschaften mitbringt, wie sie zu messen sind bzw. inwieweit sich diese Voraussetzungen schaffen lassen.

Ein hoher Ausbildungsgrad ist sicherlich hilfreich, aber keineswegs der alleinige Garant für die persönliche Führungsfähigkeit. Manche Eigenschaften werden vermutlich bereits „in die Wiege gelegt" und führen so zum Phänomen der „geborenen Führungskraft".

In einem Zeitungsinterview antwortete der ehemalige Vorstandsvorsitzende der Ford-Werke und heutige C.A.M.P.U.S. Hochschulinitiator, Daniel Goeudevert, auf die Frage „Welche Qualifikationen und Eigenschaften begründen den Erfolg des Managers?" wie folgt:

„Heutzutage sind Eigenschaften wichtiger als Qualifikation. Dies ist ein Grund für die Orientierungslosigkeit, mit der wir heute im Bereich der Bildung und Ausbildung konfrontiert sind. Früher war es der am höchsten qualifizierte Fachmann, der die besten Chancen hatte, in der Hierarchie eines Unternehmens aufzusteigen. Heute achtet man dagegen mehr auf die Charaktereigenschaften des zukünftigen Chefs.

Unabdingbar ist selbstverständlich eine gute Qualifikation in dem Sinne, daß einer das Lernen gelernt hat. Mit anderen Worten: Gute Qualifikation ist das, was übrigbleibt, wenn einer alles, was er mal lernte, vergessen hat.

Entscheidende Eigenschaften sind Risikobereitschaft, Anpassungsfähigkeit, Durchsetzungsvermögen, aber auch Authentizität, Dienstbereitschaft und Bescheidenheit" (Zit. n. Die Welt, 21.7.97, S. 9).

Gleichwohl sind viele Fähigkeiten entwickelbar und zumindest alle Fertigkeiten trainierbar. Insofern bieten auch die theoretische Weiterbildung und die Erweiterung des Führungswissens – neben der praktischen Einübung – eine gute Voraussetzung für den beuflichen Führungserfolg (vgl. auch Arnold & Paffrath, 1996, S. 171 ff.). Gerade das Projektmanagement wird von vielen Personalentwicklern als gute Chance angesehen, seine persönlichen Führungsfähigkeiten in überschaubaren Dimensionen zu schulen und sich so auf weitere Führungsaufgaben vorbereiten zu können. Weiterbildung im Sinne des lebenslangen Lernens und der dynamischen Anpassung dürfte sich auch für gestandene Pflegeprofis als ein strategischer Erfolgsfaktor erweisen, zumal das Wesen eines Projektes in der stets neuen Aufgabenstellung liegt.

Üblicherweise unterscheidet man die persönliche Kompetenz, d. h. die Führungsfähigkeiten, in drei sich ergänzende Bereiche. Man spricht hierbei von der sozialen, der fachlichen und der methodischen Kompetenz, die zusammen die Gesamthandlungskompetenz einer Führungskraft ausmachen (Abb. 4-2).

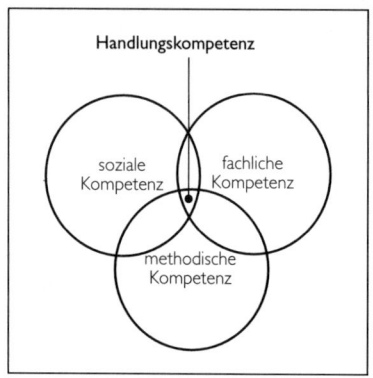

Abb. 4-2
Faktoren der
Handlungskompetenz

Gerade im Krankenhausbereich stellt sich rasch der Eindruck ein, daß die soziale Kompetenz besonders hoch ausgeprägt ist. Diese positive Erfahrung bestätigt sich im Umgang mit Führungskräften aus der Wirtschaft häufig nicht. Vielmehr ist hier eine hohe fachliche und methodische Kompetenz festzustellen, die sich im zwischenmenschlichen Bereich jedoch nicht fortsetzt. Bei den sozialen Berufen fehlen dagegen häufig die methodischen und fachlichen Kompetenzen, die für ein effizientes und wirtschaftliches Handeln zwingend notwendig sind.

Psychosomatische Beschwerden bei Mitarbeitern, die auf der mangelnden Führungsfähigkeit bzw. Feinfühligkeit einzelner Chefs beruhen, sind in der Industrie daher leider keine Seltenheit. So verwundert es auch nicht sehr, daß 22 Prozent aller Menschen, wenn sie sich einmal einen Traum erfüllen dürften, „ihrem Chef mal richtig die Meinung sagen würden" (Forsa-Umfrage, zit. n. Die Welt v. 17.8.97, S. 12).

Inwieweit Emotionale Intelligenz als Führungsfaktor gelten kann, mag folgendes Zitat zeigen (s. Kasten).

Mit Gefühl führen
Emotionale Intelligenz ist entscheidend

Bonn. Der eiskalte Manager mit lediglich scharfer Intelligenz hat ausgespielt. Der erfolgreiche Vorgesetzte und Unternehmenslenker zeichnet sich insbesondere nicht mehr durch einen möglichst hohen Intelligenzquotienten (IQ), sondern durch seine emotionale Intelligenz (EQ) aus, berichtet der Bonner Informationsdienst „Handbuch für den Vorgesetzten".
Gefragt sind kommunikatives Führungsverhalten, Wissen um die eigenen Emotionen sowie die der Mitarbeiter und der sozial wie ethisch verantwortungsvolle Umgang damit. Betriebspsychologen und Unternehmensberater sind sich einig: Emotionale Intelligenz wird in den nächsten Jahren zur alles entscheidenden Schlüsselkompetenz. Untersuchungen zeigen: Wo emotionale Defizite im Management bestehen, sinkt die Produktivität, steigt die Mitarbeiterfluktuation, zerbricht der Zusammenhalt im Team, erhöht sich der Krankenstand und häufen sich Alkohol- sowie Drogenprobleme. Die Folgen für das Unternehmen: Die Kosten steigen, die Wettbewerbsfähigkeit sinkt.

(Quelle: W&P 9/1997, S. 12)

4.1.1 Methodenkompetenz

Unter der methodischen Kompetenz versteht man die Kenntnis und die Anwendung systematischer Verfahren zur Problemlösung und Menschenführung.

Während auf den Einsatz typischer Projektinstrumente wie Moderation, Präsentation, Problemlösung, Planung usw. in Kapitel 4.2 näher eingangen wird, soll hier kurz die Bandbreite typischer Führungsmethoden erörtert werden.

Eine häufig gestellte Frage dabei ist die nach dem „richtigen" Führungsstil. Einfache Antworten versprechen mitunter die zahlreichen *Management-by-Techniken,* wie das Führen durch Zielvereinbarungen (Management by Objectives, MbO) oder das Führen durch Ausnahmeregelungen (Management by Exceptions, MbE) usw. Grundsätzlich gilt aber auch hier, daß es eine „goldene Regel" für den Umgang mit Mitarbeitern nicht gibt. Ein anschauliches Modell zur Einordnung verschiedener Führungsstile wurde von Tannenbaum entwickelt und in Kapitel 3.2 bereits vorgestellt. Hierbei wurde die Einflußmöglichkeit der Mitarbeiter im Verhältnis zum Vorgesetzten betrachtet. Im Ergebnis zeigte sich immerhin eine „Tendenz" für ein zeitgemäßes, d. h. kooperatives Führungsverhalten.

In eine ganz ähnliche Richtung, nämlich hin zur „Reife und zu menschlichen Beziehungen" geht auch der Ansatz von Blake und Mouton (1971) (Abb. 4-3). Dieses sehr populäre Führungsmodell, das sowohl in der Wirtschaft als auch in der Verwaltung zum Einsatz kommen soll, wendet sich ebenfalls der Frage nach der „richtigen" Führungsmethodik zu. Das als Verhaltensgitter bzw.

auch als zweidimensionales „*Grid-Modell*", bekannte Methodensystem unterscheidet dabei das Ziel der Erfüllung von Bedürfnissen der Mitarbeiter von der Erfüllung der Organisationsziele. Da die Vorstellungen der Mitarbeiter und der Organisation wohl nur selten immer übereinstimmen, liegt die eigentliche Führungsaufgabe in einer zielgerichteten Harmonisierung beider Interessen.

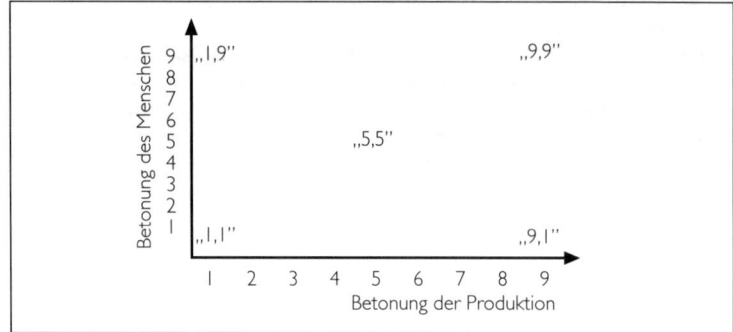

Abb. 4-3
Das Verhaltensgitter
von Blake und
Mouton (1971)

Im Hinblick auf das typische Führungsklima im Krankenhaus bestehen für Außenstehende typische „Kaffekränzchenklischees", die sich durchaus mit dem „1,9-Stil" beschreiben lassen:

„Eine Kaffeemaschine, die jeden Tag den ganzen Tag in Betrieb ist, steht in einer Ecke. Gebäck und Doughnuts werden jeden Morgen gebracht. Die Menschen kommen, um sich Kaffee und Gebäck zu holen, so fängt der Arbeitstag leicht an ..." (Blake & Mouton, 1971, S. 70).

Zumindest theoretisch ist in diesem Modell daher der „*9,9-Führungsstil*"anzustreben, der beide Interessen (Mensch und Produktion) bestmöglich verbindet. Da es auch hierbei um eine möglichst große Beteiligung der Mitarbeiter und eine Pflege der zwischenmenschlichen Beziehungen geht, stellt sich durchaus kein Widerspruch zum kooperativ-demokratischen Führungsstil ein, der heute als zeitgemäß angesehen werden kann, weil er weitestgehend gesellschaftlich akzeptierte Grundhaltungen widerspiegelt. Das „Wie" der Erreichung des idealen Führungsklimas eröffnet sich auch im Modell von Blake und Mouton nur über den Weg des konsequenten Trainings und der ständigen Bewußtmachung. Zu diesem Zweck werden auch spezielle „Grid-Seminare" durchgeführt.
Kein Unternehmen und auch kein Krankenhaus kann an Mitarbeitern interessiert sein, die ihre Selbständigkeit und ihre Kritikfähigkeit morgens „an der Pforte abgeben". Mündige Mitarbeiter lassen sich jedoch nur fördern, wenn man sie in Entscheidungsprozesse einbezieht und ihnen einen großen Entscheidungsspielraum bietet. Die Projektmitarbeit ist eine solche Partizipations-

möglichkeit. Als wichtige Führungskriterien für das Engagement nicht nur von Projektmitarbeitern dürften daher zu nennen sein (vgl. Steinbuch, 1995, S. 73):

- ▦ Kooperativer Führungsstil, d. h., der Mensch steht im Mittelpunkt
- ▦ Prinzip der offenen Tür
- ▦ Direkte Informationsweitergabe
- ▦ Führung durch Überzeugung und Argumentation
- ▦ Ergebnis- anstatt Verhaltenskontrolle
- ▦ Besondere Leistungen werden besonders gewertet und honoriert
- ▦ Klare Abgrenzung von Aufgaben, Befugnissen und Verantwortung für jedes Projektmitglied (Stellenbeschreibung)

4.1.2　Soziale Kompetenz

Die soziale Kompetenz wird in der Managementlehre häufig als Erfolgskriterium bemüht, wenn es darum geht, Menschen erfolgreich zu führen. Klinische Psychologen (vgl. Benesch, 1995, S. 709) beantworten die Frage nach der *Sozialkompetenz* wie folgt: Sozial kompetent ist jemand,

- ▦ der selbständig denkt,
- ▦ soziale Situationen meistert,
- ▦ Frustrationstoleranz besitzt,
- ▦ emanzipiert ist,
- ▦ auf seinem Gebiet beschlagen wirkt,
- ▦ sich nicht durch Angriffe sofort geschlagen gibt,
- ▦ Niederlagen verkraftet.

Für die betriebliche Praxis ist neben der Team- und Konfliktlösungsfähigkeit sicherlich noch die generelle *Kommunikationsfähigkeit* zu nennen, da die Führungskraft üblicherweise in ständigem Austausch mit den Mitarbeitern steht. Bezogen auf die Person des Projektleiters könnte man daher folgende Kriterien für den sozialen Erfolg in der Gruppe nennen (vgl. Steinbuch, 1995, S. 72):

- ▦ Teamgeist
- ▦ Initiative
- ▦ Kreativität
- ▦ Kontaktfähigkeit
- ▦ Verhandlungsgeschick
- ▦ Zuverlässigkeit
- ▦ Durchsetzungsvermögen
- ▦ Entscheidungsfreudigkeit

Wichtig für das Leiten einer Gruppe erscheint der Hinweis, daß soziale Kompetenz keineswegs mit einer „sozialen Ader" oder einer „netten Art" im Sinne des „1,9"-Führungsstils gleichzusetzen ist. Vielmehr bedeutet der erfolgreiche Umgang mit anderen Menschen auch, daß diese nicht nur gefördert, sondern auch gefordert werden. „Nein" zu sagen und Grenzen zu setzen erscheint daher ebenso wichtig wie die Fähigkeit zum vertrauensvollen Dialog.

Die dabei geforderte *Frustrationstoleranz* zeigt sich auch im Umgang mit den Problemen, denen ein Projektleiter unweigerlich gegenübersteht, wenn er Sonderaufgaben übernimmt. Klassische Probleme der Projektleitung sind (vgl. Steinbuch, 1995, S. 74):

- Projektlösungen bedingen Veränderungen für die Mitarbeit der Fachabteilungen. Das heißt, solche Veränderungen sind häufig von ihnen unerwünscht, und deswegen wird versucht, die Projektarbeit zu behindern.
- Die Auswirkungen von Fehlern werden sehr schnell sichtbar und oft genüßlich weitererzählt.
- Der Projektleiter ist besonderer Kritik ausgesetzt, da seine Arbeit und die der Projektgruppe in anderen organisatorischen Bereichen stattfindet.
- Da kaum Routineentscheidungen (mit Analogien) anstehen, steht der Projektleiter unter komplexen Entscheidungsbedingungen.

4.1.3 Fachkompetenz

Die Fachkompetenz umfaßt die Kenntnisse und das Wissen bezüglich des Einsatzgebietes des Projektleiters. Häufig ist die Fachkompetenz das Kriterium, nach dem der Projektleiter ausgewählt wird. In der Praxis ist jedoch nicht selten zu beobachten, daß gerade eine erfahrene und kundige Fachkraft dazu neigt, die Projektgruppe zu dominieren, sprich mit ihrem Expertenwissen zu „erschlagen". Gerade bei Projekten im Krankenhaus sollten die methodische und die soziale Kompetenz im Vordergrund stehen, damit Problemlösungen nicht fachlich vorgegeben, sondern inhaltlich diskutiert werden können. Mitunter ist bei Workshops und Kreativsitzungen sogar die Praxis zu beobachten, neutrale, d. h. gänzlich fachfremde *Moderatoren* für die Leitung einer Projektsitzung zu berufen. Der bewußte Verzicht auf eine Vorgesetztenrolle wird beim *Prozeßbegleiter* sogar als Bedingung gefordert (vgl. Pencik, 1996, S. 48). Für den Einsatz einer erfahrenen Führungskraft als Projektleiter spricht demgegenüber, daß die vorhandene Erfahrung und Autorität einer möglichst raschen bzw. pragmatischen Projektabwicklung entgegenkommen kann.

4.2　Projektleitungsfunktionen

Die Aufgabe des Projektleiters besteht in der Ausübung klassischer projektbezogener Managementfunktionen. Hierzu zählen organisatorische, planerische, koordinatorische, administrative und Entscheidungsaufgaben ebenso wie die direkte kommunikative Führung, Steuerung und Motivation der Projektmitglieder.

Im Sinne eines logischen Projektaufbaus vollzieht sich auch das Projektmanagement in immer wiederkehrenden Schritten der Zielsetzung, Planung, Durchführung und Kontrolle.

4.2.1　Ziele definieren

Nicht selten ist in der Praxis zu beobachten, daß ein Projekt ins Leben gerufen wird, ohne daß zuvor ein klares Ziel entwickelt wurde. Häufig besteht ein latentes ungelöstes Problem, das durch gezielte Projektarbeit beseitigt werden soll. Für den konstruktiven Verlauf des Projektes ist jedoch die klare Definition des eigentlichen Projektzieles unabdingbare Voraussetzung, da ohne ein klares Ziel auch kein klarer Kurs gesteuert werden kann. Die Zielsetzung ist zudem für die abschließende *Erfolgskontrolle* eine notwendige Voraussetzung. Die für alle Beteiligten verbindliche Definition des Projektzieles ist daher eine der ersten Tätigkeiten des Projektleiters. Die *Projektdefinition* sollte durchaus auch eine der ersten Gruppenaufgaben sein, damit möglichst frühzeitig alle wesentlichen Aspekte in die Zieldefinition einfließen können.

　Methodisch ist die Projektdefinition das Ergebnis einer *Problemanalyse.* Dabei sollen die Ansatzpunkte und die Gründe für die weitere Vorgehensweise ermittelt bzw. dargestellt werden (vgl. auch Steinbuch, 1985, S. 166). Aus dieser Analyse, die je nach Problem unterschiedlich differenziert ausfallen kann, ergibt sich ein klareres Bild für das weitere Vorgehen. Da dies oft mit der Beantragung von Geldern einhergeht, ist eine stichhaltige und überzeugende Projektbegründung – etwa für die Geschäftsleitung, die Pflegedienstleitung etc. – eine wichtige Voraussetzung für den zukünftigen Stellenwert des Projektes.

　Bei der Problemanalyse sollen zunächst die wesentlichen Ausprägungen eines vorhandenen Problems ermittelt werden. Bei der Problemdefinition wird versucht, das Problem grundsätzlich zu beschreiben und von anderen Vorkommnissen abzugrenzen.

　Franke (1975, S. 25) definiert Probleme theoretisch auch als „Wissenslücken", d. h. als ein Nicht-Verfügbar-Sein von Veränderungswissen. Demnach besteht der Sinn des Problemlösens darin, „...Wissenslücken wieder aufzuheben. Problemlösen ist darauf gerichtet, ein für die Erreichung des Zieles vermitteltes Wissen bereitzustellen. Man kann auch sagen, es soll Handlungspläne entwerfen, die die Kluft zwischen dem bestehenden und dem erstrebten Zustand überbrücken."

Der Stellenwert des Problems führt zur Ermittlung bzw. Quantifizierung der eigentlichen Problembedeutung für die Organisation. Zudem ist die Problemursache näherungsweise zu ermitteln, damit sich entsprechende Ansatzpunkte für eine Lösung finden lassen.

Von dieser Analyse ausgehend wird in der Regel ein Projektantrag zu formulieren sein, der die Grundlage für die Entscheidung zur Durchführung des Projektes liefert.

Kurz gefaßt läßt sich die Problemanalyse mit vier Kernfragen umschreiben:

- *Was?* (Was bereitet Sorgen? Was macht Ärger?)
- *Wo?* (An welchen Stellen, Orten, Objekten tritt das Problem auf?)
- *Wann?* (Wann trat es auf? Wann traten Wiederholungen auf?)
- *Ausmaß?* (Welches Ausmaß hatten die Störungen? Wieviele Personen, Gruppen, Situationen etc. sind betroffen?)

Die Definition des Projektes ergibt sich aus den Resultaten der vorhergehenden Analyse. Wie bei allen Aufgaben sollten die Absichten und der Sinn und Zweck des Projektes für alle Beteiligten einsichtig und nachvollziehbar dargestellt sein, damit es nicht zu Unstimmigkeiten kommt, die darauf beruhen, daß jeder sein eigenes Ziel verfolgt oder daß jeder das Projektziel anders interpretiert. Die Projektdefinition ergibt sich aus den Aufgaben und den Zielen. Ausgangspunkt der Projektdefinition sind die Ergebnisse der vorhergehenden Problemanalyse (Abb. 4-4).

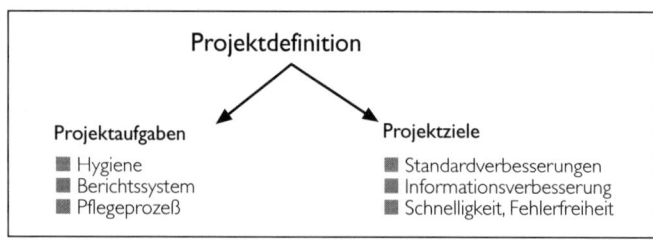

Abb. 4-4
Definieren von
Aufgaben und Zielen

Bei der Zielformulierung bietet sich die Einhaltung grundlegender Regeln an, die dafür sorgen sollen, daß ein möglichst hoher Konkretisierungsgrad erreicht wird.

Menschen können Sachverhalte um so leichter verstehen, je prägnanter und klarer sie formuliert sind. Auch diese Erkenntnis der Wahrnehmungspsychologie zur Klarheit der Sprache läßt sich mit Konfuzius einfach formulieren:

„Wenn Sprache nicht korrekt ist,
dann vermittelt das Gesagte nicht das Gemeinte;
wenn das Gesagte nicht das Gemeinte ist,
dann bleibt, was zu tun ist, ungetan.“

Daher ist auch bei der Festlegung des Projektzieles wie bei allen Zielvereinbarungen die Beachtung folgender Grundsatzhinweise sinnvoll:

- Ziele möglichst lösungsneutral formulieren
- Ziele positiv wie negativ festlegen
- Ziele klar strukturieren
- Ziele verständlich und operational (begreifbar) formulieren
- Wunsch- und Mußziele differenzieren
- Zielkonflikte lösen
- Zieländerungen berücksichtigen

Als praktische „Merkregel" für die Vereinbarung von Projekt- und Tätigkeitszielen bietet sich z. B. die *Methode „SMART"* an, die sich auch in anderen Managementzusammenhängen bewährt hat (n. Armstrong, 1996, S. 421). Die Zielinhalte sollen nach dieser Methode möglichst beschaffen sein, wie in Tabelle 4-1 dargestellt, damit eine gute Erreichbarkeit gewährleistet ist.

Tab. 4-1 Zielformulierung nach der Methode SMART

S	stretching (anspruchsvoll)
M	measurable (meßbar)
A	agreed (vereinbart)
R	realistic (realistisch)
T	time-related (zeitlich eingegrenzt)

4.2.2 Prozesse planen

Neben der klaren Zielsetzung ist es für den weiteren Verlauf des Projektes wichtig, die einzelnen Arbeitsschritte inhaltlich wie prozessual weitestmöglich zu planen.

Auch dieser vorausschauende Planungsprozeß ist in der Regel keine Einzelaufgabe des Projektleiters, sondern eine Leistung, an der die gesamte Projektgruppe beteiligt sein sollte. Denn die Gruppe:

■ verfügt gegenüber dem Einzelnen in der Regel über das größere Wissen,
■ erhöht die Chance, daß ein Problem von verschiedenen Seiten in Angriff genommen wird,
■ erhöht das Engagement der Beteiligten,
■ verbessert die Kontrolle und
■ erleichtert den Lernprozeß
(vgl. Franke, 1975, S. 77).

Nur wer umfassend über den Projektablauf informiert ist kann auch umfassend im Sinne des Projektes handeln bzw. seine persönliche Arbeitsplanung darauf abstellen. Die inhaltlichen Elemente des Planungsprozesses variieren je nach Umfang des Projektes und sollen im folgenden beschrieben werden.

Projektplanung
Die Projektplanung beinhaltet die vorausschauende Festlegung der Projektdurchführung. Wesentliche Elemente der Projektplanung sind u. a.:

■ Aufgabenplanung (Was ist zu tun?)
■ Personalplanung (Wer soll es tun?)
■ Terminplanung (Wann soll es getan werden?)
■ Sachmittelplanung (Womit soll es getan werden?)
■ Kostenplanung (Was soll es kosten?)
■ Kontrollplanung (Wie ist das Ergebnis zu kontrollieren?)

Das Problem jeglicher Planung ist stets der „unsichere Blick" in die Zukunft, der allen Prognosen anhaftet. Insofern bietet auch die Planung nur eine Richtschnur, an der das Vorgehen systematisch ausgerichtet werden kann. Alle Pläne müssen bei Bedarf jedoch den veränderten Rahmenbedingungen angepaßt werden können. Ein Beispiel für die Systematisierung einzelner Arbeitsschritte bietet der nachfolgende Ausschnitt aus einem *Projektstrukturplan*. Die Strukturen werden dabei vorgegeben, die Inhalte müssen jedoch stets im Einzelfall bis hin zum Arbeitspaket konkretisiert und angepaßt werden.

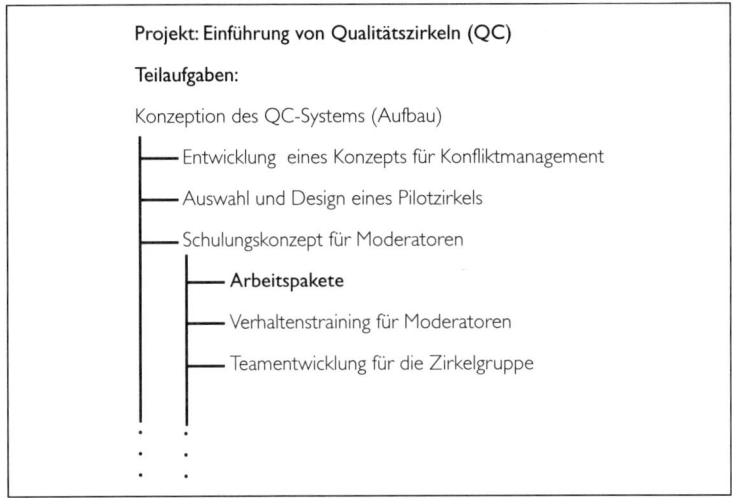

Projekt: Einführung von Qualitätszirkeln (QC)

Teilaufgaben:

Konzeption des QC-Systems (Aufbau)

— Entwicklung eines Konzepts für Konfliktmanagement

— Auswahl und Design eines Pilotzirkels

— Schulungskonzept für Moderatoren

— **Arbeitspakete**

— Verhaltenstraining für Moderatoren

— Teamentwicklung für die Zirkelgruppe

Abb. 4-5
Ausschnitt aus einem
Projektstrukturplan

Projektphasenplan

Die Projektplanung beeinhaltet nicht nur die gedankliche Ordnung und Strukturierung des Vorgehens, sondern auch die Festlegung des zeitlichen Ablaufs in Form unterschiedlicher Projektphasen. Diese Planungsprozesse müssen keineswegs immer explizit oder sehr differenziert erfolgen. Gleichwohl unterliegt der Planungsprozeß stets ähnlichen Grundstrukturen von Planungen und Entscheidungen.

Projektphasen bestehen in:

- Projektauslösung
- Entscheidung über Projektplanung
- Projektplanung
- Entscheidung über Projektdurchführung
- Projektdurchführung

Ein mögliches Beispiel für einen Projektphasenplan, bei dem ein logischer Schritt auf den anderen folgt, zeigt Tabelle 4-2. Wichtig ist die Einsicht in die Notwendigkeit und den Nutzen einer Strukturierung an sich. Inwieweit eine ausdrückliche Formulierung der Projektplanung in Texten oder Grafiken erfolgt, hängt nicht zuletzt von der Wichtigkeit und vom Umfang des Projektes sowie vom persönlichen Arbeitsstil des Projektleiters ab. Grundsätzlich gilt auch hier der Planungsgrundsatz: Vom Ganzen zum Detail.

Tab. 4-2 Beispiel für einen Projektphasenplan (Einführung von QC)

Phase	Inhalt(e)
Konzeptionierung	Sinn, Inhalt und Aufgaben des QC-Projektes als Ganzes und in seinen Bestandteilen skizzieren
Planung	Festsetzung von Definition, Strukturplan, Organisation sowie Ablauf-, Zeit- und Kostenplan des Projektes
Durchführbarkeit	Kritische Stellen auf Nutzen und Realisierbarkeit überprüfen, vor allem Pilotdurchführungen und weitere Konkretisierung der übrigen QC-Teilprojekte
Detaillierung	Verfeinerung der Teilprojektinhalte; Verfeinerung der Ausführungsbestimmungen in Richtung einer allgemeinen Anwendbarkeit
Realisierung	Umfassende Implementierung der Qualitätszirkel
Optimierung	Schrittweise Einarbeitung aller in der Betriebspraxis gewonnenen Erkenntnisse in die Zirkelarbeit

4.2.3   Arbeiten koordinieren

Koordinieren bedeutet, verschiedene Dinge, Maßnahmen o. ä. in Einklang zu bringen bzw. aufeinander abzustimmen: Für den Projektleiter bedeutet dies, Termine abzustimmen, Ergebnisse zu sichern, Arbeitsabläufe zweckmäßig zu organisieren und Kosten zu überwachen. Letztere Funktion bezeichnet man auch als *Projekt-Controlling.* Controlling bedeutet Steuern und Regeln, aber auch die Ergebniskontrolle, mit dem Ziel, entsprechend gegensteuern zu können. Dieser permanente Abgleich von Zielgrößen und tatsächlich erreichten Ist-Daten wird daher auch klassisch als *Kybernetik,* d. h. als die Lehre vom Steuern und Regeln bezeichnet. Die Mechanismen der Kybernetik sind dem medizinisch Tätigen hinreichend bekannt: Blutdruck, Herzfrequenz, Körpertemperatur usw. werden nach eben diesen Regelkreisen vom Organismus überwacht bzw. konstant gehalten. Die allgemeinen Prinzipien der Kybernetik gelten uneingeschränkt auch für das Controlling im Projektmanagement wie Abbildung 4-6 zeigt.

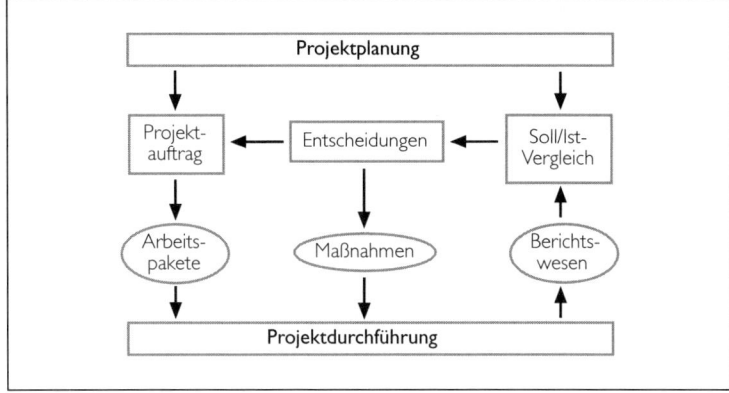

Abb. 4-6
Projektsteuerung als
Regelprozeß
(n. Reschke et al.,
1989, S. 636)

Die laufende Aufbereitung von Plandaten und Ist-Daten empfiehlt sich insbesondere bei kostenintensiven Projekten, die einer permanenten Überwachung bedürfen (Tab. 4-3).

Tab. 4-3 Beispiel für einen Soll/Ist-Kostenvergleich

Kostenfaktor	Vergleich		Abweichungs-analyse	Kommentierung
	Soll	Ist		
Berater	10	8	+2	20 % Einsparung
Eigenpersonal	72	80	−8	6 % geringe Überschreitung
Verbrauchsmaterial	5	9	−4	80 % Überschreitung
Fremdpersonal	5	8	−3	60 % Überschreitung
Hotel	4	4	−	−
Reisen	4	11	−7	175 % Überschreitung
Sonstiges	−	−	−	−
Gesamt	100	120	−20	20 % Überschreitung

Umfangreiche Möglichkeiten hierfür bieten einschlägige Computerprogramme (vgl. hierzu Lachnit, 1994, S. 70 ff.) ebenso wie einfache manuelle Erfassungsmethoden. Wichtig ist letztlich die Möglichkeit der Ergebnisbeurteilung.

Beispiele für Projekte, bei denen die Kosten sprichwörtlich „aus dem Ruder laufen" können, bietet die Wirtschaftspresse zuhauf. Die Vorwürfe einer „Kostenexplosion" bzw. „Kostentreiberei" treffen häufig das öffentliche Gesundheitswesen, wo mit entsprechenden „Kostendämpfungsprogrammen" oder „Verzahnungsprojekten" (zwischen ambulanten und stationären Dienstleistungen) versucht wird, gegenzusteuern (vgl. hierzu Arnold & Paffrat, 1996,

S. 3 ff.). Die Kritik richtet sich in diesen Fällen nicht zuletzt deshalb an das Management, weil dabei häufig öffentliche, d. h. Steuergelder aufgewendet werden, die durch eine bessere Planung und Projektkoordination durchaus hätten eingespart werden können. Ein prägnantes Beispiel ist sicherlich auch der Umzug der Bundesregierung von Bonn nach Berlin.

4.2.4   Ergebnisse sichern

Ergebnisse, die im Rahmen der Projektsitzungen sowie im Verlauf des Projektes insgesamt erreicht wurden, sollten auch formal dokumentiert werden. Der Vorteil einer solchen *Ergebnissicherung* besteht in einer erhöhten Transparenz der Vorgänge innerhalb des Projektes. Gute Ergebnisse können zudem auch nach außen hin kommuniziert werden, etwa im Sinne der klassischen Öffentlichkeitsarbeit. Geldgeber oder sonstige Projektbeteiligte erhalten durch die vorgelegten Berichte darüber hinaus einen Einblick in den Fortgang des Projektes und in die Qualität der Ergebnisse.

Bei der Erstellung von Berichten sollten diese unterschiedlichen Funktionen daher berücksichtigt werden. Um Ergebnisse zu erfassen und nachvollziehbar zu dokumentieren bzw. zu protokollieren ist die (unausgesprochene) Beantwortung folgender Grundsatzfragen hilfreich:

- Was soll an wen und von wem berichtet werden? (Berichtsinhalt)
- Wer soll an wen berichten? (Berichterstatter)
- Wann soll berichtet werden? (Berichtstermin)
- Wie soll berichtet werden? (Berichtsart)

Die Grundsatzfragen bei der protokollarischen Ergebnissicherung lauten dabei stets „Wer macht was bis wann?". Die inhaltliche Ausgestaltung kann selbstverständlich individuell variieren. Ein Muster für ein typisches Protokollformular könnte in Anlehnung an Steinbuch (1985, S. 172) wie in Abbildung 4-7 aufgebaut sein.

Konferenzprotokoll

Projektname: Tag der offenen Tür

Projektsitzung Nr.: 4	Teilnehmer:	Hr. Müller
Datum: 12.05.1997		Fr. Schwarz
Beginn: 8.45 Uhr		Hr. Krause
Ende: 12.15 Uhr		Dr. Schmidt
		Hr. Weyer (Leiter)
		Sr. Ancilda (Protokoll)

TOP	Thema	Ziel	Ergebnis	Verantw.	Termin
1	PR-Arbeit	Meinungs-bildung	Arbeitskreis	Sr. Ancilda	30.07.98
2	Budget-planung	Bericht	Fortführung	H. Weyer	15.06.98
3	....	....	....	....	....

gez. Sr. Ancilda

Abb. 4-7
Beispiel eines
Konferenzprotokolls

Ergebnisse können kurz und knapp dokumentiert werden, sie können aber auch zur kontinuierlichen Überzeugungsarbeit und zur Steuerung der Projektgruppe genutzt werden. Im letzteren Fall bietet sich speziell eine gezielte Visualisierung der Ergebnisse an. Dies kann sowohl im Rahmen klassischer Protokolle, Berichte, Reports etc. erfolgen, aber auch im Rahmen eigenständiger Präsentationen in Form von Vorträgen, Postern, Präsentationstafeln etc. (vgl. Seifert, 1996). Wesentliches Beeinflussungsmerkmal einer Darstellung ist dabei der Grad der erreichten Prägnanz, d. h. das Maß der Klarheit und Decodierbarkeit.

Menschen werden von Biologen gerne auch als „Augentiere" charakterisiert, also als Organismen, deren Informationsverarbeitung besonders auf visuell dargebotene Reize reagiert. Diese biologische Einsicht läßt sich bei richtiger Anwendung daher leicht für die Steuerung der Projektgruppe und übriger Beteiligter nutzen. Die Vorteile der Ergebnisvisualisierung für die unterschiedlichen Zielgruppen stellen sich wie folgt dar:

Der Berichtende
- gewinnt aufmerksame Leser bzw. Zuhörer,
- wertet das Projekt-Image auf und
- präsentiert die Ergebnisse überzeugend.

Die Projektgruppe
- entwickelt ein besseres Verständnis,
- behält die Ergebnisse besser im Gedächtnis und
- findet Entscheidungen schneller.

Die Organisation
- kann ihre Konferenzen verkürzen und
- kann dadurch Kosten sparen.

Im Rahmen des Projektmanagements werden Visualisierungen gerne verwandt, um komplexe Zusammenhänge deutlich und begreifbarer werden zu lassen. Die Visualisierung erfüllt hier eine typische Übersichtsfunktion. Gerade bei der Darstellung des Gesamtverlaufs und bei der Einordnung einzelner Planungsphasen bietet sich z. B. der Einsatz sogenannter *GANTT-Diagramme* an (vgl. Steinbuch, 1995, S. 87). Dies sind einfache Balkendiagramme, die vorzugsweise der Zeitplanung dienen sollen. Eine derartige Übersicht (Abb. 4-8) vermag eine vergleichsweise rasche Antwort auf die häufig gestellte Frage zu geben: *Wo stehen wir derzeit?*

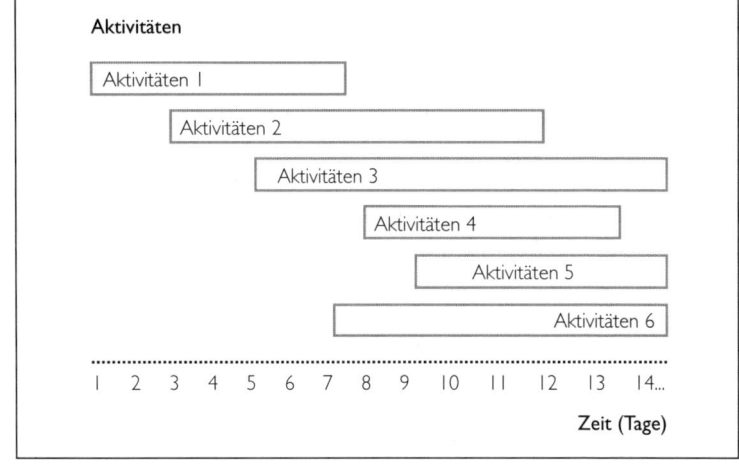

Abb. 4-8
Visualisierung mittels
GANTT-Diagramm
(nach Hering &
Draeger, 1995, S. 636)

Eine weitere Visualisierungstechnik, die auch in der Lage ist, komplexere Vorgänge abzubilden, liefert die Netzplantechnik (Kap. 3.3.2, Abb. 3-11). Der Netzplan bildet umfangreiche Projekte sowohl grafisch als auch z. T. abstrakt ab und ermöglicht so eine leichtere Ergebnissicherung und Steuerungsmöglichkeit (Tab. 4-4).

Tab. 4-4 Schema der Netzplantechnik mit Visualisierungsanteilen (nach Hering & Draeger, 1995, S. 637)

Position	Maßnahmen
1 Strukturanalyse	Vorbereitende Maßnahmen, z. B. Projektleiter benennen
	Projektstrukturplan erstellen
	Vorgänge erfassen und Vorgangsliste erstellen
	Netzplan zeichnen
2 Zeitanalyse	Dauer der Vorgänge und Zeitabstände ermitteln
	Zeitpunkte, Pufferzeiten und kritischen Weg ermitteln
3 Kostenanalyse	Gesamtkosten optimieren und Kostenplanung durchführen
4 Kapazitätsplanung	Erforderliche Kapazitäten planen
5 Projektsteuerung	Vorgangstermine und Projekttermin bestimmen

Darüber hinaus sind Visualisierungen der Projektergebnisse im Rahmen der Projekt-Öffentlichkeitsarbeit sinnvoll. Hierbei haben sich insbesondere Tafeln und Pinwände bewährt, die in Form von Informationspostern gestaltet werden können. Sofern diese Plakatwände an zentralen Stellen (Kantine, Eingangshalle etc.) im Haus aufgestellt werden, kommt kein Mitarbeiter daran vorbei, ohne daß er automatisch Informationen aufnimmt. Die Ergebnisse von moderierten Gruppensitzungen können so auch unmittelbar, d. h. ohne großen Aufwand, Außenstehenden transparent gemacht werden (vgl. hierzu Seifert, 1996). Prinzipiell können dabei alle Möglichkeiten der Ergebnissicherung (z. B. Sofortbildfotos der Arbeitsgruppe und ihrer Ergebnisse) und Präsentation genutzt werden.

4.2.5 Lösungen finden

Ein klassisches medizinisches Übungsbeispiel für das Finden von Problemlösungen wurde bereits 1935 von Duncker eingeführt (zit. nach Franke, 1975, S. 124):

„Gesucht ist ein Verfahren, um einen Menschen von einer inoperablen Magengeschwulst zu befreien, mit Hilfe von Strahlen, die bei genügender Intensität organisches Gewebe zerstören – unter Vermeidung einer Mitzerstörung der umliegenden gesunden Körperpartien."

Diese Aufgabe wurde von Duncker sowohl „aktiv" als auch „passiv" formuliert:

■ Aktiv: „Die Strahlen würden dabei ja auch das gesunde Gewebe zerstören. Wie könnte man die Strahlen daran hindern, die gesunden Gewebe zu beschädigen?"

■ Passiv: „Auch gesunde Gewebe würden dabei zerstört werden. Wie könnte man die gesunden Gewebe davor bewahren, von den Strahlen beschädigt zu werden?"

Fazit dieser antiquarischen Übung: Je nach Formulierung gingen die Überlegungen in gänzlich voneinander verschiedene Richtungen, es entstand ein verzweigter *Lösungsstammbaum* (Abb. 4-9). Die Formulierung des Problems entscheidet so auch darüber, wie leicht eine Lösung zu finden ist.

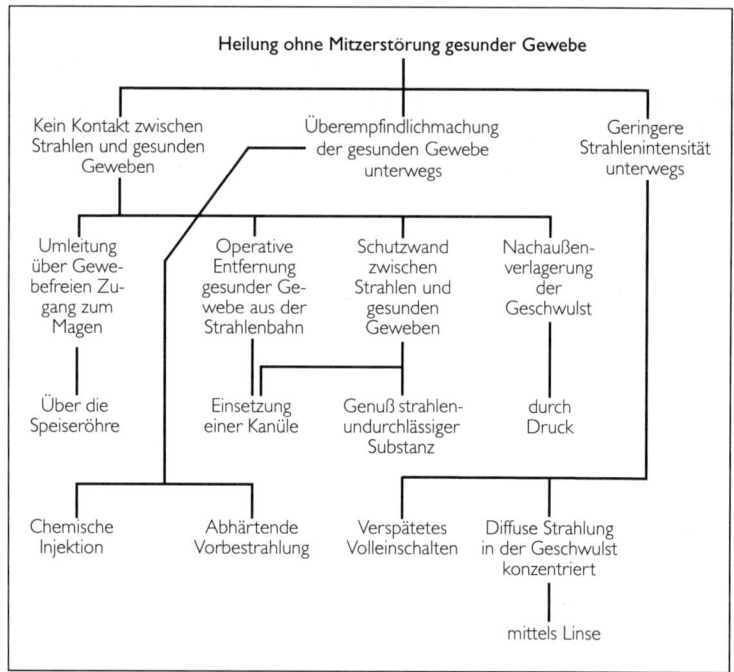

Abb. 4-9
Lösungsstammbaum
für die Bestrah-
lungsaufgabe (nach
Franke, 1975, S. 172)

Heute haben sich dagegen auch verschiedene *Moderationstechniken* zur Steuerung des Problemlöseprozesses durchgesetzt. Im einfachsten Fall wird der Projektleiter das Problem allgemein zur Diskussion stellen und die Debatte dabei lediglich steuern.

Bei schwierigeren Problemen, an denen sich alle Projektmitglieder beteiligen sollen, um einen tragfähigen Konsens zu erzielen, können gezielte Kreativitäts- und Abfragetechniken eingesetzt werden. Bekannt ist hier die Methode des *Brainwriting,* bei dem Lösungsvorschläge spontan einzeln aufgeschrieben und anschließend in der Gruppe ausgewertet werden. Bei Verbesserungsprojekten kommt auch verstärkt das Fischgrätmodell bzw. *Ishikawa-Diagramm* zum Einsatz (Abb. 4-10). Nach dieser japanischen Methode, die im Rahmen der QC-Einführung populär geworden ist, werden Probleme systematisch in verschiedene Ursachenfaktoren zerlegt (Mensch, Maschine, Umwelt, Unterlagen, Methode, Material) und Verbesserungen gezielt diskutiert.

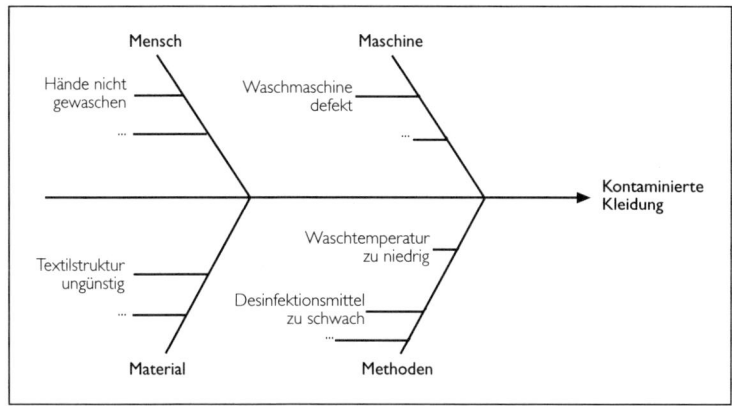

Abb. 4-10 Das Fischgrätmodell zur systematischen Problemlösung (vereinfacht dargestellt)

4.2.6   Gruppen moderieren

Die Moderation der Projektgruppe nimmt heute den wohl größten Raum innerhalb des Projektmanagements ein. Diese kommunikative Funktion des Projektleiters gewinnt deshalb an Gewicht, weil die Problemstellungen zunehmend komplexer werden und auch die Projektgruppe zunehmend heterogen strukturiert ist. Unterschiedliche Interessen müssen daher ausgeglichen, Konflikte beigelegt und Problemlösungen angeregt werden. Moderieren bedeutet im Lateinischen ursprünglich soviel wie „mäßigen". Diese Funktion erfordert kommunikatives Geschick, das sich im Rahmen eines gezielten *Moderatorentrainings* durchaus entwickeln läßt. Wie notwendig ein verstärktes Engagement bei der Moderation von Gruppensitzungen erscheint, zeigt die in Tabelle 4-5 dargestellte Untersuchung.

Tab. 4-5 In Meetings fehlt es häufig an... (Quelle: Bad Harzburger Akademie für Führungskräfte der Wirtschaft – Aktuelle Befragung bei 230 Führungskräften; aus Horizont 9/97, S. 53)

Vermißt wurde	Befragte (%)
Gruppen- und Teamorientierung der Besprechungsteilnehmer	67
Zielorientierung	56
Konstruktives Verhalten	57
Themenorientierung	52
Einbindung aller Gesprächsteilnehmer	51
Sachlich-konstruktiver Verlauf	53
Entspannte, streßfreie Atmosphäre	58
Problem danach: Sitzungsergebnisse werden nicht mehr konsequent in die Praxis umgesetzt.	61

Für den Projektleiter ergeben sich vor diesem Hintergrund praktische Empfehlungen (Decker, 1994, S. 122 ff.), deren gruppendynamische Sinnhaftigkeit klar ersichtlich scheint. Insofern verwundert es schon, daß gegen diese *Grundregeln der Moderation* in der betrieblichen Praxis allzu häufig verstoßen wird:

1. Regel: Fasse Dich kurz!
Warum?
- Um Monologe zu verhindern.
- Damit möglichst viele bzw. alle mitreden.
- Um übermäßige Selbstdarstellungen zu vermeiden.

Wie?
- Durch Festlegung der Redezeit auf je 30 Sekunden Dauer.
- Durch Selbstbegrenzung, durch mehr Fragen als Sagen.

2. Regel: Möglichst alle beteiligen!
Warum?
- Um Teilnehmer zu aktivieren.
- Um Meinungsspektren sichtbar zu machen.
- Um gemeinsame Arbeit zu dokumentieren.

Wie?
- Problematisieren.
- Provozieren.
- Teilnehmer auf Erfahrungen ansprechen.

3. Regel: Die Meinung möglichst vieler in der Gruppe erfassen!
Warum?
- Um Tendenzen und Schwerpunkte in der Gruppe zu erfahren.
- Um die Gruppenmeinung sichtbar zu machen,
- Um Wesentliches von Unwesentlichem zu unterscheiden.
- Um die Stimmung der Gruppe zu kennen.
- Um die Ziele der Gruppe sichtbar zu machen.
- Um alle Gruppenmitglieder zu beteiligen.

Wie?
- Durch Erfahrungs- und Meinungsabfrage.
- Durch Bewerten von Listen.
- Mit Hilfe der Kärtchen-Methode (Metaplan).
- Durch andere Beurteilungsverfahren.

4. Regel: Lachen ermöglichen!
Warum?
- Um lockere Gruppenstimmung zu erzeugen.
- Um schlechte Laune abzubauen.
- Um Lernfähigkeit und die Gruppenbeziehungen zu steigern.
- Um das Gespräch zu fördern.

Wie?
- Durch lockere Art zu führen.
- Durch humorvolle Einwürfe, Freundlichkeit, Höflichkeit, Witze.

5. Regel: Mehr fragen als Redebeiträge liefern!
Warum?
- Um das Gespräch zu aktivieren.
- Um Beteiligungs- und Lerngelegenheiten zu schaffen.
- Um sich selbst nicht in den Vordergrund zu stellen.
- Um mit Fragen zu führen.

6. Regel: Das Gespräch offen halten, nicht killen!
Warum?
- Um Gespräche zu pflegen.
- Um Gedanken- und Erfahrungsaustausch zu fördern.
- Um Lern-, Entfaltungs- und Interaktionsmöglichkeiten zu schaffen, um Mehr-Weg-Kommunikation zu fördern.
- Um ein gutes Beziehungsklima zu fördern.

Wie?
- Keine von Oben-herab-Kommunikation praktizieren.
- Offen sein für Gegenargumente.

■ Die Meinung eines anderen – auch wenn sie meiner entgegensteht – gelten lassen.
■ Nicht dagegen sprechen, verständnisvoll antworten.
■ Killerphrasen unterlassen.

Die Bedeutung der Moderation als Gesprächshelfer sorgt zusammengefaßt für:

■ bessere Gruppen- bzw. Projektergebnisse,
■ eine stärkere Identifizierung mit dem Gesamtergebnis und
■ eine stärkere Beteiligung der Projektmitglieder an der Problemlösung.

4.2.7 Konflikte lösen

Das Lösen von Konflikten ist wahrscheinlich eine der größten Herausforderungen an das psychologische Geschick der Projektleitung. Die soziale und methodische Kompetenz entscheidet letztlich darüber, wie zwischenmenschliche Spannungen abgebaut und sachliche Gegensätze überwunden werden können. Es verwundert daher kaum, daß Hinweise und Regeln zum Umgang mit Konflikten in Managementseminaren besonders stark nachgefragt werden. Neben den Möglichkeiten des *Konfliktmanagements* ist hierbei gleichwohl auch auf die dazugehörigen Grenzen der Konfliktlösung hinzuweisen (vgl. Jendrosch, 1997a).

Die Frage nach dem Wesen eines Konflikts beantwortet der bekannte Konfliktforscher Glasl (1995, S. 14 f.) wie folgt:

„Ein sozialer Konflikt ist eine *Interaktion*
■ zwischen Individuen, Gruppen, Organisationen usw.,
■ wobei wenigstens eine Partei
■ Unvereinbarkeiten im Denken, Vorstellen, Wahrnehmen und/oder Fühlen und/oder Wollen
■ mit der anderen Partei in der Art erlebt,
■ daß im Realisieren eine Beeinträchtigung
■ durch die andere Partei erfolge."

Das Bestehen von Konflikten in einer Gruppe oder in einer Person ist dabei keineswegs als ein Indiz für eine ungesunde Gruppendynamik oder für den Ausgang des Projektes zu werten. Konflikte sind in größeren Organisationen wie einem Krankenhaus geradezu vorprogrammiert. Der Soziologe Dahrendorf beschrieb hierbei typische Konfliktursachen, die durch betriebliche Systeme selbst bedingt werden (vgl. Rahn, 1996, S. 203):

- Persönliche Reibungen (z. B. aufgrund persönlicher Spannungen)
- Probleme der Organisation (z. B. Fehlen von Aufstiegsmöglichkeiten)
- Technische Entwicklung (z. B. Einführung neuer Arbeitsmethoden)
- Arbeitsbedingungen (z. B. Umgebungseinflüsse am Arbeitsplatz)
- Lohnverhältnisse (z. B. Unzufriedenheit mit dem Lohn)
- Herrschaftsverhältnisse (z. B. Machtkampf)

Zielkonflikte entstehen dadurch, daß jede Gruppierung oder jede Einzelperson natürlicherweise eigene Interessen verfolgt. Dieses Bestreben, eigene Ziele durchzusetzen, gilt es vielmehr auf das eine gemeinsame Ziel des Projektes auszurichten und zu bündeln. Hierin liegt gleichzeitig die eigentliche Motivationsaufgabe einer Führungskraft. Schon der Nationalökonom Adam Smith prägte früh die Ansicht „Der Eigennutz fördert letztlich das Gemeinwohl", die sich durchaus auf die divergierende Interessenlage im Krankenhaus übertragen läßt. Typische Konfliktfelder im Krankenhaus ergeben sich durch die Zieldivergenz bei den Entscheidungsträgern (n. Henker, in Kruse-Jarres, 1993, S. 71):

- Krankenhausträger,
- Abteilungen, Institute, Stationen,
- Pflegedienst,
- Verwaltung,
- sonstige Bereiche.

Gerade dieses Spannungsfeld hält das Krankenhaus normalerweise in einem statischen, d. h. stabilen Gleichgewicht.

Bei einem Konflikt spielen stets psychische Komponenten eine Rolle, die das Verhalten des betroffenen Menschen bzw. der Gruppe steuern (4-11). Für den Projektleiter ist die Kenntnis dieser Faktoren insofern wichtig, als sie mögliche Erklärungen für auffällige Verhaltensweisen, wie z. B. *Reaktanzsymptome* der Projektbeteiligten zu liefern vermögen.

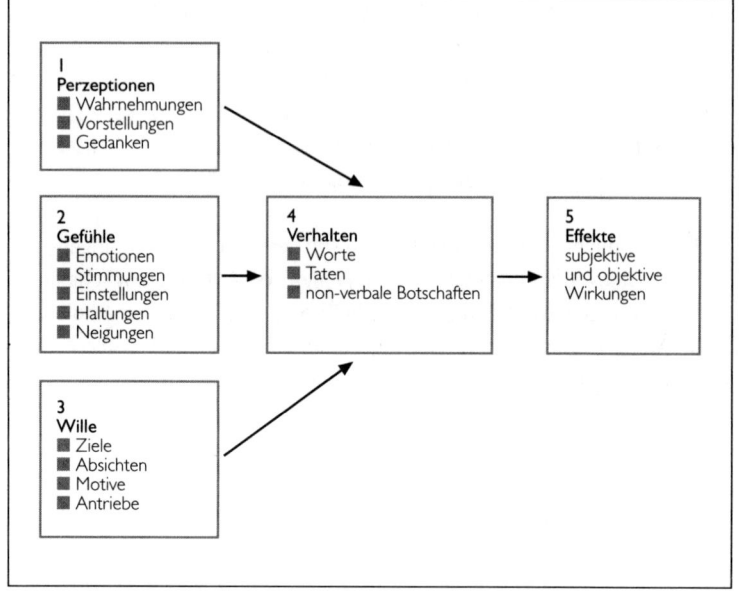

Abb. 4-11
Seelische Faktoren
im Konflikt (n. Glasl,
1995, S. 36)

Galtung (vgl. Glasl, 1995) unterscheidet dabei verschiedene Konflikttypen (Tab. 4-6), je nachdem, ob es sich um individuelle oder kollektive Konflikte handelt. Im letzteren Fall hätte es der Projektleiter immerhin mit einer „Verschwörung" der Gruppe zu tun, die alleine wohl kaum mehr aufzulösen wäre. Der Weg von der „Gerüchteküche" bis hin zum echten *„Mobbing",* von dem es etwa 1,5 Mio. Fälle pro Jahr in Deutschland geben soll, läßt sich in der Regel nur durch eine möglichst offene und transparente Informationspolitik versperren (vgl. Zapf & Warth, 1997).

Tab. 4-6 Konflikttypen

Ebene	Intra-System-Konflikt	Inter-System-Konflikt
Individuelle Ebene	z. B. innerpsychische Mitarbeiter-Konflikte	z. B. Chef-Mitarbeiter-Konflikt
Kollektive Ebene	z. B. Station A gegen Station B	z. B. Großklinikum gegen Provinzkrankenhaus

Gerade in der beruflichen Praxis ist immer wieder zu erleben, daß sich einzelne Mitarbeiter oder auch ganze Abteilungen geplanten Projektzielen widersetzen. In diesen Fällen ist es hilfreich, wenn man die Ursachen solchen Widerstandes kennt, weil sich dann leichter Ansatzpunkte für eine Konfliktlösung finden lassen. Der bekannte japanische Managementberater Tominaga

(1996) hat eine interessante Liste „typischer Ausreden gegen Veränderungen"
(vgl. auch Staehle, 1990, S. 875 ff.) zusammengestellt, die sich mit den nachfolgend genannten (selbsterklärenden) Schlagworten charakterisieren lassen.

Typische Ausflüchte gegen Veränderungen

- Rechtfertigung
- Schuldzuweisung
- Formalismus
- Dienst nach Vorschrift
- Perfektion
- Detailflucht
- Status quo bewahren
- Vergangenheit glorifizieren
- Ignoranz
- Symptome bilden
- Aktionismus

- Harmonie fordern
- Anonymität nutzen
- Unverbindlichkeit
- Hierarchie suchen
- Arbeit vorschieben
- Projektion
- Phantasie
- Hobbys pflegen
- Rückzug
- Innere Kündigung
- Krankheit

Die von Tominaga beschriebenen Verhaltensweisen sind insofern aufschluß-
reich, als sie direkte Verbindungen zu den bereits von Sigmund Freud benann-
ten *Abwehrmechanismen* bilden. Innere Konflikte, die durch äußere Einflüsse
ausgelöst werden können, beruhen in der Regel auf Ängsten. Freud beschrieb
mehrere psychische Abwehrmechanismen, die das Verhalten der Menschen
in Konfliktzuständen prägen (vgl. Zimbardo, 1995, S. 488 sowie Kap. 3.4):

- Verdrängung: Grundmechanismus der psychischen Abwehr, Gedanken
  gelangen nicht ins Bewußtsein
- Verleugnung: Extreme Form von Selbstschutz; Realität wird verleugnet
- Phantasien: Eingebildete Ereignisse zur Wunscherfüllung
- Projektion: Unangenehme Motive werden einer anderen Person zuge-
  schrieben
- Rationalisierung: weit verbreiteter Abwehrmechanismus; Konstruktion
  eines sozial akzeptablen Grundes für niedere Beweggründe
- Reaktionsbildung: Verhalten mit eigentlich gegenteiligen Impulsen
- Verschiebung: Übertragung verdrängter Wünsche und Impulse auf einen
  sichereren Ersatz
- Isolierung: Emotionale Anteile werden logisch verpackt
- Ungeschehenmachen, z. B. durch ritualisierte Sühne
- Regression: Rückzug auf eine kindliche Entwicklungsstufe
- Identifikation: Gegenteil der Projektion; Steigerung des Selbstwertge-
  fühls durch Übernahme fremder Werte

■ Überkompensation: Versuch, eine persönliche Schwäche durch Hervorheben einer erwünschten Eigenschaft zu verdecken

■ Sublimierung: Umwandlung sexueller und aggressiver Energie in gesellschaftlich akzeptable Formen

Untersuchen zur psychischen Befindlichkeit des Menschen zeigen, daß die individuelle Konfliktbelastung weitaus größer ist, als gemeinhin angenommen wird. In einer originellen Kienbaum-Studie über die psychische Verfassung von Führungskräften wurde die Quote der „neurotischen Chefs" mit 60 Prozent ermittelt. Das Mannheimer Kohortenprojekt veranschlagte die Zahl der „psychogenen" (neurotischen) Erkrankungen in der Gesamtbevölkerung dagegen immerhin noch mit erstaunlichen 26 Prozent (vgl. Zimbardo, 1995, S. 608).

Eine Konfliktlösung im Freudschen Sinne zielt in der Regel auf eine Bewußtmachung der unbewußt ablaufenden Konfliktverarbeitungsmechanismen ab. Für den Umgang mit Menschen in der Gruppe hat sich dabei das Instrument der *Transaktionsanalyse* (TA) praktisch bewährt, das von Berne (1990) entwickelt wurde, aber im wesentlichen auf den tiefenpsychologischen Annahmen Freuds basiert. Die Transaktionsanalyse untersucht insbesondere die subtil signalisierten Machtstrukturen zwischen verschiedenen Personen, bei denen es zumeist um die Einnahme einer überlegenen – und damit konfliktfördernden – Position geht. Die durch die Transaktionsanalyse gewonnene Einsicht in das persönliche Interaktionsverhalten kann zu einer wesentlichen Verbesserung des Führungsverhaltens und der Gruppendynamik beitragen.

Hinsichtlich einer möglichst umfassenden „Konfliktdiagnose", die einer „Therapie" vorausgehen sollte, sind folgende Aspekte des Konfliktgeschehens zu beachten:

■ Konfliktgegenstände
■ Konfliktverlauf
■ Konfliktparteien
■ Positionen und Beziehungen
■ Grundeinstellung zum Konflikt

Ein offener Konflikt wird allgemein auch als Streit bezeichnet. Folgender Aphorismus beschreibt das Wesen des Streites anschaulich:

„Ein Streit ist eine Auseinandersetzung, die damit beginnt,
daß man sich etwas vorwirft, und damit endet,
daß man sich etwas nachwirft."

Wenn ein Konflikt eskaliert, also immer größere Dimensionen erreicht, sind häufig folgende typische Mechanismen zu beobachten:

- Zunehmende Projektion bei wachsender Selbstfrustration
- Ausweitung der strittigen Themen bei gleichzeitiger kognitiver Komplexitätsreduktion
- Wechselseitige Verflechtung von Ursachen und Wirkungen bei gleichzeitiger Simplifizierung der Kausalitätsbeziehungen
- Ausweitung der sozialen Dimension bei gleichzeitiger Tendenz zur Personifizierung des Konfliktes
- Beschleunigung durch Bremsen

Glasl (1995) beschreibt den prototypischen Verlauf eines offenen Konfliktes in einem anschaulichen *9-Stufenmodell* (Abb. 4-12). Jeder Übergang zur nächsten Stufe ist häufig durch einen markanten „Wendepunkt" des Konfliktgeschehens gekennzeichnet, der auch nicht mehr rückgängig zu machen ist.

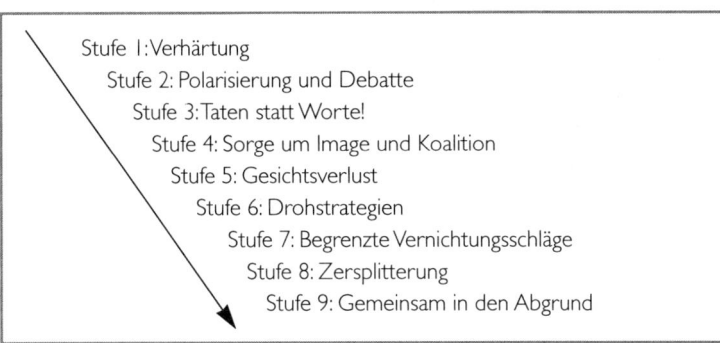

Stufe 1: Verhärtung
Stufe 2: Polarisierung und Debatte
Stufe 3: Taten statt Worte!
Stufe 4: Sorge um Image und Koalition
Stufe 5: Gesichtsverlust
Stufe 6: Drohstrategien
Stufe 7: Begrenzte Vernichtungsschläge
Stufe 8: Zersplitterung
Stufe 9: Gemeinsam in den Abgrund

Abb. 4-12
9-Stufenmodell der
Konflikteskalation

Inhaltlich lassen sich die einzelnen Konfliktstufen wie folgt charakterisieren:

1) Verhärtung
- Standpunkte verhärten zuweilen, prallen aufeinander
- Zeitweilige Ausrutscher und Verkrampfung
- Bewußtsein der bestehenden Spannungen erzeugt Krampf
- Überzeugung: Spannungen durch Gespräch lösbar
- Noch keine starren Parteien oder Lager

2) Debatte
- Polarisation im Denken, Fühlen und Wollen, Schwarz-weiß-Denken
- Taktiken: quasi-rational, verbale Gewalt
- Reden zur Tribüne, über Dritte „Punkte machen"

- Zeitliche Subgruppen um Standpunkte
- Diskrepanz „Oberton und Unterton"
- Überlegener gegenüber Unterlegenem (im Sinne der Transaktionsanalyse)

3) Taten

- „Reden hilft nichts mehr"
- Also: Taten! Strategie der vollendeten Tatsachen
- Diskrepanz zwischen verbalem und nonverbalem Verhalten; nonverbales Verhalten dominiert
- Gefahr: Fehlinterpretation
- „Pessimistische Antizipation": Mißtrauen, Akzeleration
- Gruppenhaut, Kohäsion, Rollenkristallisation
- Empathie verloren

4) Images – Koalitionen

- Stereotypen, Klischees, Image-Kampagnen, Gerüchte: auf Wissen und Können!
- Einander in negative Rollen manövrieren und bekämpfen
- Werben um Anhänger, symbiotische Koalitionen
- Self-fullfillig-prophecy durch Perzeptionsfixierung
- Dementierbares Strafverhalten
- Doppelte Bindungen durch paradoxe Aufträge

5) Gesichtsverlust

- Öffentlich und direkt: Gesichtsangriffe!
- Inszenierte „Demaskierungsaktion" Ritual
- Demasque: Enttäuschung, Aha-Erlebnis rückwirkend
- Engel-Teufel als Bild, Doppelgänger
- Ausstoßen, verbannen
- Isolation, Echo-Höhle, sozialer Autismus
- Ekel
- Ideologie, Werte, Prinzipien
- Rehabilitierung!

6) Drohstrategien

- Drohung und Gegendrohung
- Forderung, Sanktion, Sanktionspotential
- Glaubwürdigkeit: Proportionalität, Selbstbindungsaktivitäten, Stolperdrähte
- „Second move"

■ Streß
■ Akzeleration durch Ultimaten, Scherenwirkung

7) Begrenzte Vernichtungsschläge
■ Denken in „Dingkategorien"
■ Keine menschliche Qualität mehr
■ Begrenzte Vernichtungsschläge als „passende Antwort"
■ Umkehren der Werte ins Gegenteil: relativ kleinerer eigener Schaden
  bedeutet Gewinn

8) Zersplitterung
■ Paralysieren und Desintegrieren des feindlichen Systems
■ Abschnüren der Exponenten vom Hinterland
■ Vitale System-Faktoren zerstören, dadurch System unsteuerbar, zerfällt
  gänzlich

9) Gemeinsam in den Abgrund
■ Kein Weg mehr zurück!
■ Totale Konfrontation
■ Vernichtung zum Preis der Selbstvernichtung, Lust am Selbstmord,
  wenn auch der Feind zugrunde geht!

Jede Stufe ist nach diesem Modell von bestimmten Schlüsselereignissen geprägt, die den weiteren Eskalationsgrad bstimmen. Im zwischenmenschlichen Bereich liefert der bekannte Film „Der Rosenkrieg" passendes Anschaungsmaterial. Kathleen Turner und Michael Douglas zeigen darin eindrucksvoll, wie ein sich einst liebendes Ehepaar einen dramatischen Scheidungskrieg führt, der letztlich beide zugrunde richtet.

Für den Projektleiter ist hierbei natürlich die Frage interessant, wie sich derartige Konflikte überhaupt verhindern lassen bzw. wie sich ein einmal begonnener Konflikt schlichten läßt. Echte eskalierende Konflikte in der Projektgruppe dürften in der Praxis eher die Ausnahme darstellen. Glasl (1995) sieht Ansatzpunkte zur Konfliktbewältigung in den Stufen eins bis drei (Abb. 4-13). Mit Hilfe der *Moderation* sowie einer fundierten *Prozeßbegleitung* lassen sich Konflikte in diesem frühen Stadium noch handhaben, während in weiteren Verlaufsphasen nur noch externe Machteingriffe (z. B. Dienstaufsicht) Aussicht auf eine Lösung versprechen.

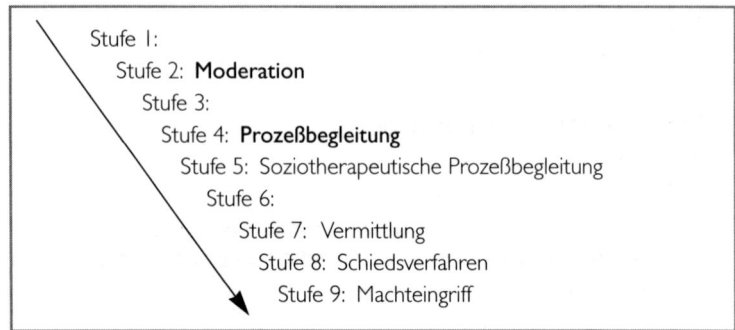

Abb. 4-13
Behandlungsmöglich-
keiten eines Konfliktes

Stufe 1:
Stufe 2: **Moderation**
Stufe 3:
Stufe 4: **Prozeßbegleitung**
Stufe 5: Soziotherapeutische Prozeßbegleitung
Stufe 6:
Stufe 7: Vermittlung
Stufe 8: Schiedsverfahren
Stufe 9: Machteingriff

Auf kommunikativer Ebene leistet die von Rogers entwickelte Technik der *„nondirektiven Gesprächsführung"* sowie die von Cohn beschriebene *„Themenzentrierte Interaktion"* bei der Konflikthandhabung in der Gruppe gute Dienste. Diese Gesprächsformen sind – neben dem *„Aktiven Zuhören"* und dem Senden von *„Ich-Botschaften"* – dem pflegerischen Personal durch die tägliche Arbeit mit Patienten und Kollegen in weiten Teilen geläufig, wenngleich nicht immer auch akzeptiert. Für umfassendere Erklärungen zu diesen wichtigen Gesprächstechniken sei bei Interesse auf die einschlägige Originalliteratur verwiesen.

Aus ökonomischer Sicht und aus der Sicht der *Spieltheorie* (Kap. 3.1.3) bietet sich für die Technik der Konfliktlösung nur eine Möglichkeit als optimal an. Konflikte können langfristig nur ausgeräumt werden, wenn sie nicht mehr weiterschwelen, sondern tatsächlich gelöst sind. Das Ziel hierbei ist es, einen Konsens bzw. eine Kooperation zwischen den Konfliktparteien zu erreichen. Man spricht hierbei auch von Win/Win-Situationen, bei denen aus der Konfliktlösung keine Verlierer, sondern nur Gewinner hervorgehen (siehe hierzu auch Übung 4 im Anhang).

Dieses Vorgehen wurde von Gordon (1994) als die *„Jeder-Gewinnt-Methode"* beschrieben, die sich anhand einer spieltheoretischen *Gewinn/Verlust-Matrix* (Abb. 4-14) in ihrer Effizienz durchaus auch logisch begründen läßt.

Abb. 4-14
Gewinn/Verlust-
Matrix

Konfliktpartei A	Konfliktpartei B	
	verliert	gewinnt
verliert	loose/loose	loose/win
gewinnt	win/loose	**win/win**

Eine Partei, die aus einem Konflikt als Verlierer hervorgeht, wird den Wunsch nach Revanche hegen, d. h. der Konflikt schwelt auch nach der vermeintlichen Lösung weiter und wird so früher oder später vermutlich zu neuen Konfliktsituationen führen. Für alle Parteien ist der Nutzen in einer Jeder-gewinnt-Situation am größten. Hierauf hat der verantwortliche Konfliktlöser bzw. Projektleiter im Sinne der Moderation und Prozeßbegleitung hinzuwirken. Ein logischer Ablauf zur konsensorientierten Konfliktlösung könnte folgende Phasen umfassen:

1. Sachliche Bestandsaufnahme des Konflikts bzw. Problems (Ist-Analyse)
2. Problemdefinition
3. Gemeinsame Suche nach Lösungen (Soll-Zustand)
4. Reflektion
5. Gemeinsame Suche nach der besten Lösung
6. Vereinbarung zur Umsetzung
7. Durchführung
8. Vereinbarung von Begleitmaßnahmen bzw. Feedback

Immerhin sind Konflikte in der Projektgruppe auch durchaus erwünscht, denn ohne widerstreitende Ansichten würde es im Projektverlauf zu keinem Erkenntnisfortschritt kommen. Der Projektleiter wird in seiner Rolle als Moderator daher durchaus auch gehalten sein, Konflikte dann bewußt zu „schüren", wenn der Projektfortschritt sonst von einer kollektiven Lethargie oder einem unproduktiven Konformismus gelähmt werden würde.

In Anlehnung an das bereits beschriebene Führungsmodell von Blake & Mouton (1971; Kap. 4.1.1) könnte man denkbare Konflikthandhabungsstile wie in Abbildung 4-15 dargestellt systematisieren. So wie bei der „9,9-Lösung" im Grid-Modell stellt sich auch hier der kooperative Stil als die anzustrebene Umgangsform an.

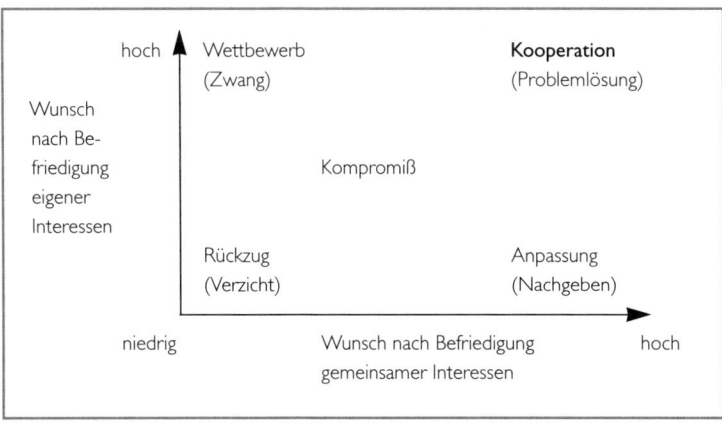

Abb. 4-15
Mögliche Umgangsstile mit Konflikten (nach Staehle, 1990, S. 369)

Ein „mittleres" Konfliktniveau kann sich auf die Arbeitseffizienz der Projektgruppe durchaus produktiv auswirken. Eskaliert der Konflikt jedoch, ist seine Wirkung für die Leistungsfähigkeit der Gruppe eher kontraproduktiv. Der produktive Nutzen von Konflikten läßt sich, ähnlich der bekannten Streßkurve abbilden (Abb. 4-16).

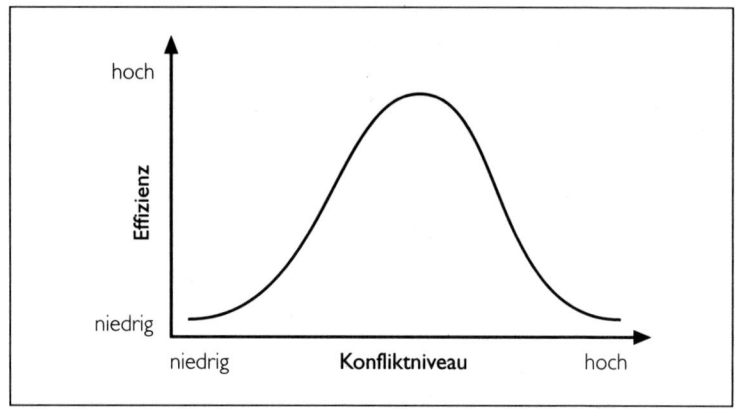

Abb. 4-16
Nutzen von Konflikten

Die Grenzen der Konfliktbehandlung liegen zum einen in der – fast schon „psychotherapeutische" Qualifikation verlangenden – Rolle und Auffassung des Moderators. Zum anderen ist aber das Bemühen um eine Konfliktbehandlung auch abhängig von der Einsicht und dem „guten Willen" aller beteiligten Parteien. Ist diese Voraussetzung nicht gegeben, dürfte sich die Umsetzung selbst bester humanistischer Führungsabsichten als schwierig erweisen.

Im Hinblick auf die Arbeitsstruktur im Krankenhausbetrieb erscheint es daher besonders wichtig, die Grundeinstellungen zum Konflikt und zum Konfliktbeteiligten so zu verändern, daß eine „echte" Akzeptanz der gegnerischen Partei erreicht wird. Nur so ist Kooperation und Teamwork möglich. Es stellt sich mitunter der Eindruck ein, daß die formale und psychologische Methodik, d. h. die kommunikativen Regeln und Verfahren des zwischenmenschlichen Umgangs zwar gut beherrscht werden, der eigentliche Konflikt dafür aber auf einer unterschwelligen Ebene um so lebhafter fortgeführt wird. Solch klimatische Störungen wirken mobbingfördernd und gefährden nicht zuletzt auch die Erreichung des eigentlichen Arbeitszieles (Abb. 3-12).

5 Was leistet das Projektteam?

Um ein Projekt erfolgreich abzuwickeln, bedarf es neben der klaren Zielsetzung und einer geeigneten Führungskraft auch eines arbeitsfähigen Teams von engagierten Mitarbeitern. In der Führungslehre wird dieser Aspekt jedoch nicht selten vernachlässigt, da der eigentliche Erfolgsfaktor gerne eher in der Eignung des Managements als im konstruktiven Zusammenwirken der Mitarbeiter gesehen wird. So wird auch der möglicherweise berechtigte Hinweis von Führungskräften auf die unzureichende Unterstützung durch das *Mitarbeiterteam* häufig als eine nicht zulässige Entschuldigung angesehen und dementsprechend von der Organisation auch nicht akzeptiert. Natürlich beinhaltet die Aufgabe der Projektleitung auch die Pflicht zur gezielten Steuerung der Projektgruppe, immerhin ist dies eine wesentliche Führungsaufgabe. Gleichwohl sind auch die Zusammensetzung und das Zusammenspiel der Mitarbeiter, d. h. die *Gruppendynamik,* von entscheidender Bedeutung für den Projekterfolg. Die Qualität der gruppendynamischen Prozesse ist dabei abhängig von der *Gruppensteuerung* und von äußeren Faktoren wie etwa der *Gruppengröße* und der Teilnehmerstruktur.

5.1 Gruppengröße

Bei der Zusammensetzung einer Projektgruppe stellt sich unweigerlich die Frage, welche Gruppengröße dabei als optimal anzusehen ist. So wie es auf die Frage nach dem geeigneten Führungsstil immer nur situativ angepaßte Antworten geben kann, verhält es sich auch bei der Frage nach der Mitarbeiterzahl. Aus den Erfahrungen der Sozialpsychologie ergeben sich jedoch immerhin zwei Näherungswerte, die auch für den personellen Aufbau der Projektgruppe genutzt werden können.

Geht es inhaltlich darum, komplexe Aufgaben zu bewältigen bzw. schwierige Probleme zu lösen, spricht man auch von *Problemlösegruppen*. Hier erscheint dann eine Gruppengröße zwischen fünf und neun Mitarbeitern als ideal. Dieser Wert ergibt sich vor dem Hintergrund der Lösungsproduktivität, die in diesem Rahmen noch nicht durch interne Kommunikationsstörungen beeinträchtigt wird. In einer solchen Kleingruppe kann ein direkter kommunikativer Austausch „von Angesicht zu Angesicht" erfolgen. Die Projektarbeit kann entsprechend konzentriert und themenzentriert durchgeführt werden.

In vielen Fällen stehen jedoch die Vermittlung von Informationen oder die Änderung von Einstellungen und Verhaltensweisen im Vordergrund der Projektarbeit. Die Durchführung von Projekten zur Qualitätssteigerung in der Pflege beeinhaltet beispielsweise hohe instruktive Anteile, die durchaus auch größere Gruppen mit bis zu 20 Mitarbeitern rechtfertigen können. Solche Gruppen würde man dem Bereich der sogenannten *Lerngruppen* zuordnen, wie sie häufig auch in Seminaren und Schulungen zum Einsatz kommen. Gleichzeitig liegen hier auch die Grenzen der Gruppenbildung, die immer dann ersichtlich werden, wenn die Produktivität erkennbar abnimmt. Gründe hierfür sind beispielsweise die abnehmende Steuerbarkeit der Gruppe wie auch die interne Aufspaltung in diverse kontraproduktiv wirkende Untergruppen *(Subgruppenbildung)*.

Eine zu geringe Gruppengröße dagegen fördert oft nicht die gruppendynamisch gewünschten Wirkungen und Kräfte der Beteiligten zutage, so daß es letztlich eher bei individualistischen Lösungen und Arbeitsergebnissen bleibt.

5.2 Teilnehmerstruktur

Projektleiter, die es mit wechselnden Gruppen und Aufgaben zu tun haben, machen oft die Erfahrung, daß es teilnehmerbedingte Unterschiede in der Gruppendynamik und damit auch in der Arbeitsproduktivität gibt. So findet man Gruppen, mit denen das Arbeiten von Anfang an Spaß macht, während die Moderation anderer Gruppen sprichwörtlich zur Qual wird. Gleichzeitig wird jeder erfahrene Projektleiter bestätigen, daß sich die Strukturen der Gruppen in der Gesamtschau dennoch stets ähneln.

Die Struktur der Projektgruppe ist interdisziplinär ausgerichtet, weil die Verwaltung ebenso zum Ergebnis beitragen kann und soll, wie der ärztliche und pflegerische Dienst. Gleichzeitig bestehen alters- und erfahrungsbedingte Unterschiede zwischen den Teilnehmern, etwa zwischen der jungen Schülerin und dem seit Jahren tätigen Stationsarzt. Problematisch erscheint nicht selten die hierarchisch geprägte Teilnehmerstruktur, die sich aus den formalen bzw. den unausgesprochenen Statusunterschieden innerhalb der Organisation ergibt. Auch wenn es keine „Götter in Weiß" mehr gibt: Wer wagt es dennoch, dem ergrauten Chefarzt zu widersprechen? Genau hier stößt der Kollektivitätsanspruch der Projektarbeit an seine Grenzen, wenn es nicht gelingt, vorhandene Statusunterschiede während der Projektarbeit zumindest zeitweise zu eliminieren.

Aber auch die persönlichkeitsbedingten Gruppenstrukturen vermögen einen erheblichen Einfluß auf die Projektarbeit zu nehmen. Sozialpsychologen können beispielsweise anhand von *Soziogrammen* leicht nachweisen, wie sich die Beliebtheit der unterschiedlichen Projektmitglieder in der Gruppe verteilt. Verfahren zur Beurteilung der Teilnehmerpersönlichkeit vermag prinzipiell auch die *Testpsychologie* bereitzustellen. Deren Anwendung erweist sich in der Praxis jedoch nicht immer als einfach und nur für bedeutsame Projektgruppen als sinnvoll. Immerhin ist zu beobachten, daß einige Unternehmen Testverfahren, wie die Biostrukturanalyse, gezielt zur Personalauswahl einsetzen, um eine für ihre Zwecke möglichst optimale Persönlichkeits- und Gruppenstruktur zu erreichen (vgl. Gottschall, o. D.). Bei der Biostrukturanalyse wird auf der Grundlage des Schichtenaufbaus des Gehirns in Stammhirn, Zwischenhirn und Großhirn versucht, die Persönlichkeit eines Menschen entsprechend der Hirncharakteristik zu klassifizieren. Diese diagnostischen Verfahren setzen jedoch die grundsätzliche Bereitschaft der potentiellen Gruppenteilnehmer zur Testmitwirkung voraus.

Ein tiefenpsychologisch fundiertes Instrument zur Beurteilung von Projektmitgliedern dürfte in der Hand des erfahrenen Betriebspsychologen auch die Klassifizierung von Riemann darstellen. Die Kenntnis der bereits klassischen (schizoiden, depressiven, zwanghaften, hysterischen) „Grundformen" der Persönlichkeit erlaubt nicht zuletzt auch eine gezielte Steuerung von Gruppenprozessen und Konflikten.

Praktiker schätzen auch den Wert *heuristischer Einordnungsverfahren,* bei denen charakterliche Stereotypen, wie in folgendem Stil, gebildet werden:

- Der Nörgler, der an allem und jedem etwas auszusetzen hat.
- Der Pedant, der durch seine übertriebene Gewissenhaftigkeit das Tempo der Gruppe lähmt.
- Die Frohnatur, die durch ihre positive Austrahlung das Gruppenklima fördert.
- Der Opportunist, der dem Projektleiter stets nur „nach dem Munde redet."

Rahn (1996, S. 260 ff.) schlägt dagegen folgende Klassifizierung der Gruppenmitglieder vor, die naturgemäß nur idealtypische Verhaltenstendenzen andeuten kann.

Klassifizierung von Gruppenmitgliedern nach Rahn (1996)

- Gruppenstars
- Freche Gruppenmitglieder
- Problembeladene Mitglieder
- Intriganten
- Leistungsstarke
- Drückeberger
- Neulinge

- Fröhliche
- Ehrgeizlinge
- Schüchterne
- Gruppenclowns
- Ausgleichende
- Außenseiter

Gefürchtet in jeder Projektrunde ist der sogenannte *„Killer"*, der die Arbeit des Projektes konsequent sabotiert, indem er Vorgehensweisen der Gruppe und des Projektleiters kritisiert, Kompetenzen anzweifelt, persönlich und verletzend wird, Zwietracht sät etc. Gelingt es dem Projektleiter bzw. der Gruppe nicht, diesen negativen Einfluß zu kompensieren, kann durchaus der Erfolg des gesamten Projektes in Frage gestellt werden.

Die Gründe für derartige Persönlichkeitsausprägungen sind häufig biographisch, d. h. in prägenden Erfahrungen, Kindheitserlebnissen, der Erziehung etc. zu suchen. Die Kenntnis dieser Hintergründe kann hilfreich sein, wenn es gilt, sich auf die betreffende Person näher einzustellen. Die Hoffnung auf eine Änderung der Persönlichkeit im Verlauf des Projektes dürfte jedoch wenig begründet sein, da erwachsene Menschen sich in ihrem Kern der Persönlichkeit kaum mehr als modifizierbar erweisen – so wünschenswert dies in manchen Fällen auch erscheinen mag.

Wichtiger als der Wunsch nach Verhaltensänderung erscheint daher der Wille zum situativ angepaßten Umgang mit unterschiedlichen Charakteren. Abbildung 5-1 illustriert anschaulich die Bandbreite individuell möglicher Gruppenführungsstile, die naturgemäß jedoch nur als Orientierungshilfe dienen können (siehe hierzu auch Übung 3 im Anhang).

Innerhalb der Projektarbeit im Krankenhaus dürfte, ungeachtet dieser grundsätzlichen Verfahrensweise im Umgang mit unterschiedlichen Gruppenmitgliedern, die Frage bestehen bleiben, wie Hierarchieunterschiede ausgeglichen werden können.

Nicht ohne Grund wird die faktische Gewaltenteilung in einem Krankenhaus auch als „Feudalsystem" bezeichnet, das auf statischen Machtverhältnissen beruht. Solche Feudalsysteme fügen sich naturgemäß nicht in das idealtypische Bild einer demokratischen bzw. kooperativen Organisationsstruktur ein. Insofern gilt es hier auch innerhalb der Projektarbeit, gleichberechtigte Arbeitsstrukturen zu fördern, aber notfalls auch einzufordern. In der Regel

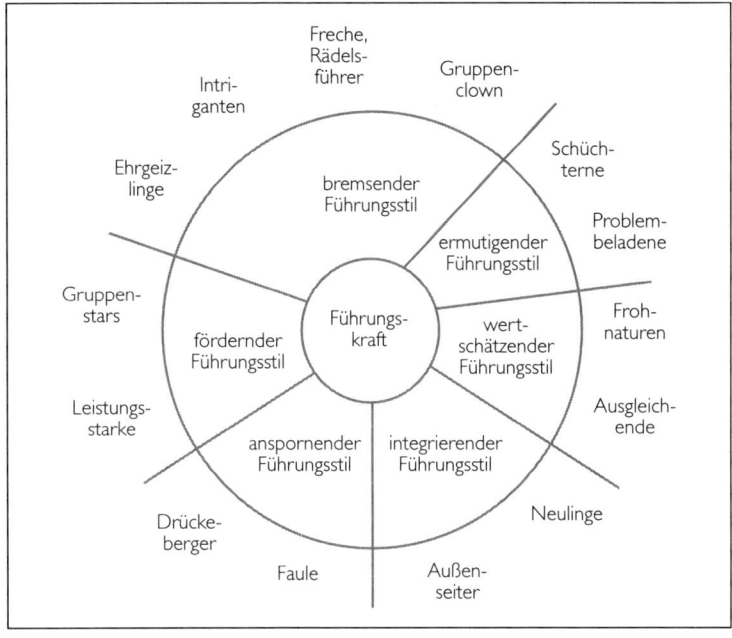

Abb. 5-1
Mögliche Gruppen-
führungsstile (nach
Rahn, 1996, S. 91))

ist das Wissen über die subtile Machtverteilung Allgemeingut und insofern
auch allen Beteiligten bekannt. Die Projektleitung sollte daher bereits zu Beginn der Projektarbeit darauf hinwirken, daß allgemeinverbindliche „Spielre-
geln" aufgestellt werden, in denen der Umgang mit dem Status, den Rollen
und den Macht- bzw. Autoritätsverhältnissen bewußt gemacht und grundsätzlich geklärt wird. Danach bedarf es nur noch des Hinweises auf diese Regeln,
um die Gruppe auf eine hierarchiefreie Zusammenarbeit zurückzuführen.

Der zweite wesentliche Aspekt dürfte in der Person des Projektleiters zu
suchen sein, der durch seine möglichst gefestigte bzw. couragierte Persönlichkeit erkennbare Hierarchieunterschiede moderieren bzw. ausgleichen kann.
Insofern sind erhöhte Forderungen an die soziale Kompetenz des Projektleiters
zu stellen, die unabhängig von seiner eigenen Stellung im Krankenhaus zu
sehen sind. Ein dritter wesentlicher Aspekt dürfte nicht zuletzt die bereits
diskutierte Teilnehmerstruktur sein, die zu Beginn des Projektes durchaus
steuerbar, d. h. günstigen Zusammensetzungen zugänglich ist. Eine demokratische und harmonische Gruppenatmosphäre kann dazu beitragen, einzelne Störungen oder Personen in der Gruppe aufzufangen bzw. mitzutragen.

5.3 Gruppendynamik

Unter dem Begriff der Gruppendynamik faßt man die Wirkungen und Kräfte innerhalb einer Gruppe zusammen, die das Gruppengeschehen bestimmen. Diese Dynamik entwickelt sich automatisch, sowohl in formellen als auch in informellen Gruppen, und ist einer äußeren Einflußnahme nicht immer leicht zugänglich. Manch ein Projektleiter wurde schon insofern mit der Gruppendynamik konfrontiert, als sie seinen eigentlichen Zielvorstellungen entgegenlief. Die einmal entfaltete Dynamik einer Gruppe kann dazu führen, daß die Führung abgesetzt, daß Ziele umgestaltet und daß unbequeme emanzipatorische Forderungen gestellt werden. Ein Projekt, das beispielsweise den Zweck verfolgt, Verbesserungen der Organisationsstruktur eines Krankenhauses zu erzielen, kann zu dem Ergebnis kommen, daß die vorhandenen Führungsstrukturen überholt und zu Veränderungen unfähig sind. Insofern kann damit auch die Forderung nach personellen Umbesetzungen – eventuell sogar innerhalb der Projektgruppe – verbunden sein. Die gruppendynamische Steuerung eines solchen „Verbesserungsprojektes" stellt daher in der Praxis durchaus eine „krankenhauspolitische" Gratwanderung dar, der sich manches Haus vermutlich erst gar nicht aussetzen möchte.

Als ein überaus positiver Effekt der Gruppendynamik dürfte dagegen die *„soziale Aktivierung"* anzusehen sein (vgl. Schwartz, 1994, S. 90 ff.). Im Gegensatz zur psychophysiologischen Aktivierung, die sich in Form eines gesteigerten Wahrnehmungsvermögens oder eines Erregungszustandes bemerkbar macht, führt die soziale Aktivierung zu einer erhöhten Gruppenleistung. Der amerikanische Arbeitspsychologe Mayo führte bereits in den 30er Jahren „Beleuchtungsexperimente" in einer Telefonanlagenfabrik durch, die zum sogenannten *Hawthorne-Effekt* führten. Ziel dieser Experimente war es, zu untersuchen, welchen Einfluß die Beleuchtung auf die Arbeitsproduktivität der Bandarbeiter ausübt. Zu diesem Zweck wurde die Beleuchtung in ihrer Intensität variiert. Im Ergebnis zeigte sich, daß der Einfluß der Beleuchtung in diesem Experiment vernachlässigbar gering war. Für die Produktivität viel stärker wirksam war das Bewußtsein der Arbeiter, Teil einer wichtigen Experimentalgruppe zu sein. Diese sich automatisch einstellende Leistungssteigerung in Arbeitsgruppen gilt heute auch als eines der Hauptargumente für den Einsatz betrieblicher Teamkonzepte.

Zwei weitere typische Phänomene der Gruppendynamik, die *„Verantwortungsdiffusion"* und der *„Konformitätsdruck"*, sollen nachfolgend kurz dargestellt werden, da sie wesentliche Hinweise zur gezielten Problemerkennung bzw. zur Projektsteuerung enthalten (siehe auch Übung 5 im Anhang).

5.3.1 „Toll, ein anderer machts" – Verantwortungsdiffusion

In großen Krankenhäusern ist, wie in jeder anderen Großorganisation auch, ein Phänomen zu beobachten, das von den Psychologen Darley und Latané unter dem Begriff der „Verantwortungsdiffusion" näher beschrieben wurde (vgl. Schwartz, 1994, S. 74 ff.). Gemeint ist damit die menschliche Tendenz, einer freiwilligen Verantwortungsübernahme aus dem Weg zu gehen, wenn gleichzeitig der Eindruck besteht, daß „andere" die Arbeit genauso gut erledigen könnten. Die innere Entscheidungsfrage der Betroffenen lautet daher stets: „Warum gerade ich?"

Das Phänomen der Verantwortungsdiffusion wurde in vielen Situationen beobachtet. So führte beispielsweise der ADAC Experimente zur Klärung der Frage nach der Hilfsbereitschaft (Altruismus) von Autofahrern durch. Auf einer einsamen Landstraße wurde ebenso wie auf einer vielbefahrenen Autobahn das Ergebnis eines schweren Unfalls simuliert. Die vorbeifahrenden Autofahrer konnten in dem Autowrack deutlich eine verletzte Person erkennen. Getestet wurde, wer anhielt, um erste Hilfe zu leisten, und wer nicht. Die Ergebnisse hierbei stimmen nachdenklich, denn auf der vielbefahrenen Autobahn halfen tatsächlich viel weniger Autofahrer, als auf der Landstraße. Die Begründung der anschließend befragten und verblüfften Autofahrer war stets der Hinweis auf die vielen anderen, die doch ebensogut hätten helfen können. Nur auf der einsamen Landstraße war das Bewußtsein für die Bedeutung der persönlichen Hilfeleistung stärker ausgeprägt. Hier lautete die Gewissensüberlegung offenbar: „Wenn ich nicht helfe, dann tut es auch kein anderer."

Dieses Phänomen der unterlassenen Hilfeleistung in größeren Menschenansammlungen wurde auch bei Raubüberfällen und ähnlichen Delikten festgestellt, die vor den Augen einer scheinbar unbeteiligten Zuschauermenge durchgeführt wurden. Bekannt wurde dieses Verhalten daher auch unter dem Namen *„Bystander-Phänomen"*.

Für die Arbeit in Organisationen haben diese Erkenntnisse weitreichende Konsequenzen. So läßt sich eine Erhöhung der Verantwortungsbereitschaft der Mitarbeiter bereits dadurch erreichen, daß man sie in Kleingruppen zusammenarbeiten läßt (vgl. Jendrosch, 1996). Je größer die Gruppe ist, desto stärker ist die Tendenz zur Verantwortungsdiffusion ausgeprägt. Gegner einer schlecht organisierten TEAM-Arbeit buchstabieren den Begriff daher auch als: „Toll, Ein Anderer Machts".

Kleingruppen können andererseits auch einen psychisch belastenden Gruppendruck auf einzelne (z. B. „Akkordbrecher") ausüben, der dann wieder kontraproduktiv wirkt. Die allgegenwärtige Kontrolle und der permanente Machteinfluß der Kleingruppe kann daher auch gezielt von der Krankenhaus-

bzw. Unternehmensleitung instrumentalisiert werden bzw. zu ungewollten Mobbing-Effekten führen.

5.3.2 „Kaffekränzchensyndrom" – Konformitätsdruck

Projektsitzungen werden, besonders bei häufiger und extensiver Durchführung, von der übrigen Belegschaft als problematisch empfunden. Man munkelt dann von unproduktiven „Kaffekränzchen", die während der wertvollen Arbeitszeit abgehalten werden. Nicht selten wird in der Projektmitgliedschaft daher ein „Schlupfloch" gesehen, der eher lästigen Tagesroutine zu entgehen.

Die Produktivität der Projektgruppe ist daher entscheidend auch vom persönlichen Engagement und der Courage jedes einzelnen Mitgliedes abhängig. Herrscht tatsächlich eine solche „Fluchtmentalität" in der Gruppe vor, ist es schwer, sich diesem kollektiven Arbeitsklima zu entziehen.

Der amerikanische Sozialpsychologe Solomon Asch untersuchte das Phänomen der *„Konformität"* experimentell (vgl. Schwartz, 1994, S. 37 ff.). Er fand dabei heraus, daß man sich dem kollektiven Druck, den eine Gruppe auf Einzelne ausübt, nur äußerst schwer, d. h. nur unter großer Willensanstrengung entziehen kann. In Laborexperimenten konfrontierte er Versuchspersonen mit mehreren Abbildungen, die sie anschließend zusammen mit anderen Teilnehmern in einer Gruppe beschreiben sollten. Das Experiment war so angelegt, daß die Versuchsperson immer erst ihre Aussage machen konnte, wenn zuvor schon andere Personen ihr Urteil abgegeben hatten. Diese Aussagen waren jedoch zuvor abgesprochen und augenscheinlich falsch. So mußte z. B. die Länge einer Linie beurteilt werden. Obwohl die Versuchspersonen spürten, daß sich die übrigen Gruppenmitglieder offenbar in der Längenbeschreibung irrten, trauten sich nur die wenigsten Versuchsteilnehmer, diesen Irrtum offen anzusprechen und ihre eigene Einschätzung vorzutragen. Vielmehr schlossen sich die Versuchsteilnehmer den falschen Aussagen an und verzichteten auf ihr eigenes Urteil bzw. mißtrauten der eigenen Wahrnehmung. Dieser künstlich erzeugte Gruppendruck führte im Ergebnis dazu, daß sich Menschen lieber dem Urteil der Masse anschlossen, als ihre eigene Meinung zu vertreten. Für die Werbung ist diese Neigung zur Konformität durchaus nützlich. Mit Slogans wie „Millionen Käufer können nicht irren" wird ein gezielter Kaufdruck zugunsten bestimmter Produkte ausgeübt. Bei unseriösen Kaffeefahrten ist diese Manipulation besonders deutlich zu beobachten. Kaum ein Mitreisender kann sich auf Dauer dem Druck des Verkäufers und der Beobachtung durch die Gruppe entziehen.

Für die Projektarbeit bedeuten die Experimente von Asch zweierlei. Zum einen muß der Projektleiter darauf achten, daß jedes Mitglied in der Gruppe die Gelegenheit erhält, eigene Meinungen „frank und frei" vertreten zu können. Ein bewährtes Hilfsmittel hierbei ist die Moderationstechnik der *Karten-abfrage,* bei der Stellungnahmen anonym und von jedermann abgegeben werden können. Zum anderen ist auch jedes einzelne Gruppenmitglied gefordert, sich couragiert in den Gruppenprozeß einzubringen und einer bequemen Anpassungs- oder „Schonhaltung" bewußt entgegenzuwirken. Eine hilfreiche Regel für die Kommunikation in der Gruppe lautet daher auch, daß jeder Teilnehmer in der Gruppe für sich selbst verantwortlich ist. Auf diese Regeln, die u. a. im Rahmen der Themenzentrierten Interaktion (TZI) entwickelt wurden, wird im nachfolgenden Kapitel kurz eingegangen.

5.3.3 Steuerungsmechanismen

Ein Grundphänomen der Gruppendynamik ist, daß sie sich automatisch einstellt. Gleichwohl lassen sich die Kräfte und Wirkungen in der Projektgruppe kanalisieren und in die gewünschten produktiven Bahnen lenken. Der Erfolg dieser Steuerungsbemühungen ist dabei sowohl vom Verhalten der Gruppe als auch vom Verhalten des Projektleiters abhängig. Mangelt es ihm an sozialer Kompetenz, kann es sein, daß er die Gruppe zwar formal führt, informell aber andere Projektmitglieder die Gruppe maßgeblich beeinflussen. Im Idealfall fällt die Rolle des formellen Führers mit der des informellen zusammen.

Praktisch bewährt haben sich die von Ruth Cohn aufgestellten Regeln der *Themenzentrierten Interaktion* (TZI) (vgl. Benesch, 1995, S. 570 f.). Das Modell der TZI beruht zu wesentlichen Teilen auf den Annahmen Freuds. Die Regeln sollen eine formalisierte und konsensorientierte Gruppendynamik fördern. Wichtig erscheint es, diese oder andere Verfahrensregeln bereits zu Beginn des Projektes mit der Gruppe zu vereinbaren, damit die kommunikativen Prozesse allgemeinverbindlich geregelt sind. Die Einhaltung dieser Regeln kann von allen Beteiligten ohne immer wiederkehrende Grundsatzdiskussionen eingefordert werden. Einige dieser Verhaltensregeln der TZI lauten:

- Sei Dein eigener Chairman (Anführer).
- Störungen haben Vorrang (existentielle Phänomene bedürfen der Klarstellung).
- Vertrete Dich selbst.
- Interpretiere Deine Fragen.
- Sei authentisch.

Die erste und die dritte Regel verweisen ausdrücklich auf die Autonomie eines jeden Gruppenmitglieds. So hat der Projektleiter (Chairman) zwar die formale Positionsmacht, um den Ablauf einer Projektsitzung zu steuern, gleichwohl hat jedes Gruppenmitglied auch das Recht (und die Pflicht) zur konstruktiven Mitwirkung. Projektleiter, die z. B. eine Tagesordnung „durchpeitschen" wollen, dürfen daher durchaus durch couragierte Wortmeldungen in ihrem Tempo gebremst werden, wenn es einzelne Projektmitglieder für notwendig erachten.

Die zweite Regel betont die Wichtigkeit eines guten Arbeitsklimas. Wenn in einer Gruppe Konflikte schwelen oder Probleme unausgesprochen bleiben, kann es kaum zu einer fruchtbaren Diskussion über Sachthemen kommen. Hier erscheint es daher sinnvoll, zunächst die eventuell in der Gruppe vorhandenen Störungen offenzulegen und zu beseitigen, bevor mit der eigentlichen thematischen Projektarbeit begonnen wird.

Die fünfte Regel hebt auf die Echtheit des Einzelnen ab. Allzuhäufig ist zu beobachten, daß man vor vermeintlichen Autoritäten oder Experten unkritisch und in Passivität erstarrt. Das Ziel ist auch hier, eigene Standpunkte und Meinungen unbeirrt und ehrlich zu vertreten.

Praktische Regeln für die Selbststeuerung der Projektgruppe wurden auch von Gordon (1994, S. 148 ff.) entwickelt. Die Pflichten der Projektmitglieder vor, während und nach der Sitzung beschreibt er u. a. wie folgt:

- Lesen Sie vor der Sitzung das Protokoll des letzten Meetings. Überprüfen Sie, ob Sie alle vereinbarten Aufgaben erledigt haben.
- Treffen Sie alle Vorkehrungen, um während der Sitzung ungestört zu sein (z. B. Funkruf abstellen).
- Seien Sie zur Projektsitzung pünktlich.
- Informieren Sie sich über alles Wichtige vorab.
- Reichen Sie Vorschläge zur Tagesordnung vorab ein.
- Beteiligen Sie sich aktiv.
- Fragen Sie sich ständig: „Was könnte ich jetzt dazu beitragen, daß die Gruppe einen Schritt vorwärts kommt?"
- Beklagen Sie sich nicht nachträglich über eine Entscheidung, mit der Sie einverstanden gewesen sind.

5.2   Problemlösegruppen

Projekte wurden in ihrem Wesen bereits als komplexe Problemstellungen beschrieben. Insofern leistet jede Projektgruppe einen Beitrag zur Problemlösung. Gleichwohl lassen sich auch innerhalb eines Projektes unterschiedlich problemintensive Arbeitsphasen unterscheiden. In einigen Fällen, wie etwa den modern gewordenen *KVP-Projekten,* steht gar das gesamte Projekt unter dem Druck kontinuierlicher Problemlösungen. Das japanische Prinzip des *Kaizen,*

d. h. der kontinuierlichen Verbesserung in kleinen Schritten, stieß in vielen Organisationen auf Resonanz, weil es Verbesserungsprozesse nachvollziehbar und methodisch handhabbar macht. Der *PDCA-Kreis* stellt ein phasenhaftes Regelkreismodell dar, mit dem sich der kontinuierliche Verbesserungsprozeß (z. B. für einen verbesserten Pflegestandard) anschaulich machen läßt (vgl. Wiendieck, 1994, S. 104) (Abb. 5-2).

Je nach Art des Problems können die Projektgruppen sofort nach der Lösungsfindung aufgelöst, oder aber im Sinne eines bestehenden „Kreativitätspools" mit immer neuen

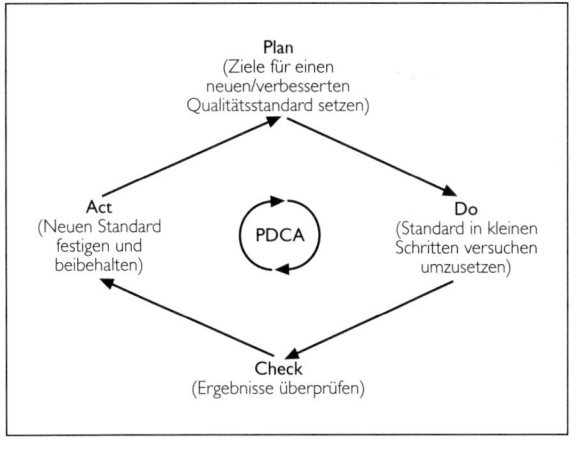

Abb. 5-2
Phasen der kontinuierlichen Verbesserung

Problemstellungen betraut werden. In der Wirtschaft liegt ein typisches Arbeitsfeld für derartige Verbesserungsprojekte in der Kundenorientierung. Arbeitsgruppen beschäftigen sich dort mit der Frage, wie die Kundenzufriedenheit – z. B. durch verbesserte Serviceleistungen – erhöht werden kann. Ein ähnlicher Trend ist auch im Krankenhausbereich feststellbar, der ebenfalls noch deutliche Verbesserungspotentiale für den Patienten birgt, wie die nachfolgende Zufriedenheitsskala in Abbildung 5-3 zeigt.

„Schlecht"		„Gut"
5	Friseure	86
6	Bäckereien	84
8	Apotheken	83
15	Restaurants	66
23	Banken	63
23	Lebensmittelhandel	60
8	Hotels	60
13	Taxi, Taxifahrer	57
29	**Krankenhäuser**	43
28	Kfz-Werkstätten	41
37	Handwerker	38
52	Post	33
40	Deutsche Bahn	31
46	Telekom	28
50	Stadtverwaltung	25

Abb. 5-3
Zensuren für Dienstleister (Deutsche Bevölkerung in Prozent)
(Quelle: Allensbacher Archiv, ifD-Umfrage 6048, Sept./Okt. 1997; n. Welt, v. 31.10.97)

Wichtig bei der Arbeit an Verbesserungen erscheint eine möglichst klare, d. h. verständliche und überprüfbare Zielsetzung. Eine Verbesserung der „Servicequalität" gegenüber dem Patienten setzt z. B. voraus, daß die Zielkriterien („Was ist Servicequalität?") klar definiert und meßbar sind. Diese Zieldefinition ist wiederum eine typische Problemstellung für die Projektarbeit. Anhaltspunkte für die Zieldefinition liefert z. B. die in Kapitel 4.2.1 bereits erwähnte SMART-Regel.

5.3 Qualitätszirkel

Als „Qualitätszirkel" oder auch Quality-Circle (QC) bezeichnet man eine Form der Gruppenarbeit, die seit den 70er Jahren in Deutschland hohe Popularität erlangt hat und heute gar als „Klassiker" der Teamarbeit gilt (vgl. Antoni, 1994, S. 28 ff.). In Abwandlungen werden diese QC heute in vielfältiger Form zur betrieblichen Problemlösung eingesetzt: Zur Klärung gesundheitlicher Belange finden sich z. B. „Gesundheitszirkel", mit Umweltaspekten befassen sich „Ökozirkel", mit Technologiefragen beschäftigen sich „Technikgestaltungszirkel" (Jendrosch, 1994). Qualitätszirkel fördern die Eigenständigkeit der beteiligten Mitarbeiter und sind so typisch für den Entwicklungstrend hin zu *teilautonomen Arbeitsstrukturen*. Unabhängig vom jeweiligen Ansatz gelten folgende Qualitätszirkel-Merkmale als typisch (Wiendieck, 1994, S. 241 f.):

1. Es handelt sich um Problemlösegruppen von etwa sechs bis zwölf Mitgliedern aus unteren Hierarchieebenen, die meist für eine längere Dauer, d. h. nicht nur zur Bearbeitung eines Problems gebildet werden.
2. Sie stammen in der Regel aus einem Arbeitsbereich, gelegentlich auch aus verschiedenen Bereichen und Hierarchieebenen.
3. Sie versuchen, auf freiwilliger Basis regelmäßig (alle 2–4 Wochen) arbeitsbezogene Probleme zu behandeln und möglichst eigenverantwortlich zu lösen.
4. Die Moderation im Sinne der Diskussionsleitung übernimmt ein Gruppenmitglied, das entweder von der Gruppe gewählt oder von den Vorgesetzten vorgeschlagen wird. Gelegentlich wird diese Funktion auch von den Vorgesetzten selbst wahrgenommen.
5. Die Moderatoren werden in Schulungskursen zu den Themen „Gruppenarbeit" und „Problemlösung" auf ihre Arbeit vorbereitet.
6. Die Gruppen wählen sich überwiegend ihre Themen selbst, gelegentlich werden sie von den Vorgesetzten vorgeschlagen. Die Produktqualität ist dabei nur ein, wenn auch ein wichtiger Teilaspekt. Daneben werden

Fragen der Arbeitsplatzgestaltung, der Arbeitssicherheit, der Arbeitsprozesse und der Arbeitsorganisation besprochen.

7. Die Gesprächsrunden finden während der normalen Arbeitszeit oder vor und nach der Schicht gegen Überstundenbezahlung statt. Die Dauer der Sitzungen liegt bei 1–2 Stunden.

8. Die Gruppenvorschläge können im Rahmen des betrieblichen Vorschlagswesens honoriert werden.

9. Die Einführung und Koordination der Gruppenarbeit wird meist über paritätisch besetzte Steuerungskomitees und Koordinatoren organisiert.

Das Qualitätszirkelkonzept fügt sich methodisch gut in die im Krankenhaus angestrebte Entwicklung qualitätsorientierter Arbeitsstrukturen (z. B. DIN EN ISO 9000 f.) ein, die ja ebenfalls nicht nur die technische Qualität (z. B. Hygiene) im Blick haben, sondern stets auch qualitative Verbesserungen der Arbeitsprozesse, etwa in der Pflege. Insbesondere die Vielzahl der in den unterschiedlichsten Bereichen bereits vorliegenden Erfahrungen mit diesem Ansatz lassen QC auch als ein brauchbares „Einstiegsinstrument" in die eigentliche Projektarbeit erscheinen.

6 Projektmanagement als Daueraufgabe?

Definitionsgemäß ist die Dauer eines Projektes stets begrenzt. Insofern ist nicht das einzelne Projekt als Daueraufgabe anzusehen, sondern vielmehr das Instrument „Projektmanagement" selbst. Überall da, wo Prozesse zu begleiten, komplexe Sachverhalte zu klären und abzustimmen sind, liegt der Einsatz des Projektmanagements nahe. Es erlaubt die kontinuierliche Einübung in die Managementpraxis anhand exemplarischer „Übungssituationen".

Ein Vorstandsmitglied eines Konzerns bezeichnete die Rolle des Projektleiters daher auch einmal treffend als „Bewährungsprobe" für weitergehende Managementaufgaben.

Projektmanagement ist in dieser Sicht durchaus ein bewährtes Mittel zur Umsetzung von Reformen und ein Instrument sowohl der Personal- (PE) als auch der Organisationsentwicklung (OE) insgesamt, wie Tabelle 6-1 zeigt (vgl. Haubrock et al., 1997, S. 182).

Tab. 6-1 Projektmanagement als Instrument der Personal- und Organisationsentwicklung (vgl. Haubrock et al., 1997, S. 182)

Personale Entwicklungsansätze	Strukturelle Entwicklungsansätze
Trainingsgruppen	Dezentralisierung
Prozeßberatung	Überlappende Gruppen
Teamentwicklung	Management by Objectives
Transaktionsanalyse	Teilautonome Arbeitsgruppen
Coaching	Job-enrichment
Mitarbeiterfördergespräche	Lernstatt
	Qualitätszirkel
	Projektteams

Da solche Enwicklungsprozesse niemals abgeschlossen sind, sondern sich evo-lutiv fortsetzen, bietet das Projektmanagement einen stabilen äußeren Rahmen, innerhalb dessen sich neue inhaltliche Problemstellungen bearbeiten lassen. *Kaizen,* das japanische Prinzip der kontinuierlichen Verbesserung in kleinen, überschaubaren Schritten, gibt hier gute Beispiele.

Naheliegende Projektthemen und Betätigungsgebiete, die sich als „Dauer-läufer" aus den typischen Problemfeldern der Krankenhausorganisation erge-ben, finden sich in der nachfolgenden Übersicht (Heeg, 1993, S. 6 f.):

- Die Kenntnis über Möglichkeiten der Optimierung der organisatorischen Abwicklung der eigenen Aufgaben, der betrieblichen Leistungserstel-lungsprozesse und der Aufgabenteilung mit anderen Beschäftigten ist gering oder nicht vorhanden.
- Die Kommunikation und Informationsweitergabe sind zu schwach aus-geprägt.
- Das Wissen um die technisch-organisatorische Abwicklung im Kranken-haus ist zu gering.
- Die betriebliche Zusammenarbeit wird als ein Nebeneinander oder Ge-geneinander, nicht aber als Miteinander angesehen.
- Die Entscheidungsfähigkeit und Methodik der systematischen Problem-lösung ist gering ausgeprägt.
- Die Kenntnis der Aufgaben anderer vor- oder nachgelagerter Stellen („interner Kunden") ist kaum vorhanden.

Vor dem Hintergrund des verstärkten Wandels und der zunehmenden Kom-plexität der Wirtschafts-, Arbeits- und Lebenswelt gewinnt die situative An-passungsfähigkeit der Mitarbeiter als Erfolgsfaktor deutlich an Gewicht. Das Management von Veränderungsprozessen verändert daher auch das Bild der Führung insgesamt (vgl. hierzu Reiß, 1997) (Abb. 6-1).

Abb. 6-1
Change-Management
– der Trend zur
Prozeßbegleitung
(n. Reiß, 1997, S. 215)

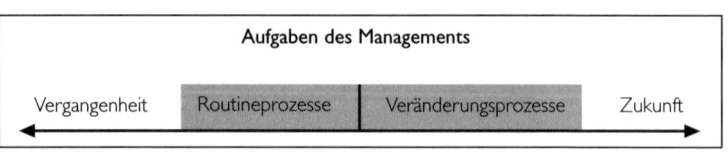

Aufgaben des Managements			
Vergangenheit	Routineprozesse	Veränderungsprozesse	Zukunft

Der *Prozeßmanager* hat die Aufgabe Veränderungsprozesse zu managen. Er bedient sich des Projektmanagements, um die angestrebten Veränderungen in Form von Veränderungsprojekten zu erreichen. Als sogenannter *„Change Agent"* tritt er nicht als Experte im Sinne des Arzt-Patient-Modells auf, son-dern vielmehr als prozeßbegleitender „Entwicklungshelfer" (vgl. Staehle,

1990, S. 860). Anforderungen und Aufgaben dieser neuen Rolle faßt Pencik (1996, S. 49 f.) nachstehend zusammen. Allerdings ist auch hier, wie etwa im Verhältnis zwischen Therapeut und Patient, darauf hinzuweisen, daß die Qualität des Prozeßberaters gerade darin besteht, sich nach gewisser Zeit selbst überflüssig zu machen (Staehle, 1990, S. 861).

Anforderungen an den Prozeßbegleiter

Der Prozeßbegleiter

- soll sensibel für Stimmungen sein,
- muß fachliche Vorgänge nachvollziehen können,
- muß Organisation kennen,
- muß sich als Person zurücknehmen können,
- muß konfliktfähig sein, sich mit konkurrierenden Zielen zurechtfinden,
- muß flexibel sein, sich auf mehrere Bezugspersonen einstellen können,
- muß ausdrucksfähig sein, Dinge auf den Punkt bringen.

Aufgaben des Prozeßbegleiters

Der Prozeßbegleiter

- organisiert die Gruppenarbeit im Vorfeld mit Gruppe und Umfeld (Aufbauorganisation),
- informiert Umfeld und Gruppenmitglieder über Gruppenarbeit,
- coacht den Gruppensprecher, die Gruppe und das Umfeld,
- ist Fachmann bzw. Ansprechpartner für Gruppenarbeit,
- ist Trainer für gruppendynamische Themen,
- gibt Hilfe zur Selbsthilfe,
- ist neutraler Moderator bei Konflikten.

Trotz aller Vorzüge, die das Projektmanagement mit seinen Methoden und Instrumenten gerade bei Veränderungsprojekten birgt, stellt die Projektdurchführung immer auch eine Gratwanderung für die Beteiligten dar.

Gute Ergebnisse sind dann am sichersten zu erwarten, wenn die Gestaltung der Prozesse und Strukturen im Projekt optimal gelingt. Das grundsätzliche organisatorische „Dilemma" des Projektmanagements zeigt Tabelle 6-2. Wie bei allen theoretisch gehaltenen Empfehlungen zum „richtigen" Management entscheidet auch hier letztlich die praktische und situationsgerechte Umsetzung über den erfolgreichen Ausgang des Projektvorhabens.

Tab. 6-2 Das Dilemma des Projektmanagements (nach Beckers, 1978, S. 37)

Zu detailliert	Projektauftrag	Zu vage
kümmert sich nach der Auftragserteilung nicht mehr um das Projekt.	**Auftraggeber**	stattet den Projektleiter nicht mit den erforderlichen Kompetenzen aus und greift ständig ein.
Zu früh ernannt Nur-Spezialist	**Projektleiter**	Zu spät ernannt Nur-Manager
Spezialistengremium	**Projektteam**	Gremium ohne fachliche Qualifikation
Veränderungen der Umwelt bleiben unbeachtet.	**Umwelt**	Jede Umweltveränderung beeinflußt den Projektkurs.
Strenge Trennung der Phasen	**Planung Durchführung Kontrolle**	Totale zeitliche und personelle Verquickung der Phasen
Fehlt	**Projekt-Dokumentation**	Das Projektmananagement besteht fast nur aus Dokumentationsarbeiten.
Findet nicht statt	**Projekt-übergabe**	Führt zur „Verurteilung" des Projektteams ohne sachliche Würdigung

Übungen

Die nachfolgenden Übungen und Rollenspiele wurden aus der Seminarpraxis übernommen, wo sie sich zur Einübung der Problemlösungs- und Gruppenarbeitstechniken bewährt haben. Die Aufgaben sind als Anregung gedacht. Sie können selbstverständlich modifiziert, im Anspruchsniveau verändert und auch individuell bearbeitet werden.

Übung 1: „Provita-Krankenversicherung"

Sie sind engagiertes Mitglied einer Projektgruppe der privaten Provita-Krankenversicherung. Der Vorstand hat sie beauftragt, aktuelle gesundheitspolitische Trends aufzuspüren (z. B. Belohnung gesunder Lebensführung etc.) und zu diskutieren, um daraus Entwicklungsvorschläge für neue zeitgemäße Versicherungsprodukte abzuleiten.

- Welche Trends lassen sich erkennen? Seien Sie kreativ und weitblickend.
- Wie könnte man die Kunden- und die Unternehmensbedürfnisse mit den Entwicklungen in Einklang bringen?
- Welche Empfehlungen und konkreten Realisations- bzw. Produktvorschläge (mindestens drei) leiten Sie daraus ab?
- Denken Sie dabei stets weiter. Entwickeln Sie alternative Ansätze.
- Welche Schwierigkeiten können auftreten?
- Wie könnte man diesen begegnen?
- Denken Sie auch an mögliche Zusatznutzen, Service-Angebote, Marketing-Maßnahmen, organisatorische Ablauf- und Aufbaumaßnahmen usw.
- Bestimmen Sie einen Moderator, diskutieren sie den Fall (ca. 60 min), und präsentieren sie das Ergebnis anschließend vor der Gesamtgruppe.

Übung 2: „Stroke-Unit"

Erörtern Sie anhand des Projektes „Stroke-Unit" (siehe Kasten am Schluß von Kapitel 2) die sich daraus ergebenden konkreten Planungsaufgaben für den Bereich der Pflege, Hygiene etc. Entwickeln Sie einen klar definierten Aufgaben- und Ablaufplan. Setzen Sie Visualisierungs- und Abfragetechniken ein. Präsentieren Sie das Gruppenergebnis.

Übung 3: Moderation einer „schwierigen" Gruppe

Verteilen Sie in Ihrer Gruppe folgende Aufgaben und Rollen. Der Moderator soll dabei über die Rollen der übrigen Teilnehmer im Unklaren gelassen werden.

Rolle des Teamleites bzw. Moderators
Sie leiten und moderieren ein betriebliches Projektteam, das Überlegungen zur Einführung eines flexiblen und modernen Arbeitszeitmodells anstellen soll. Derzeit beginnt die Arbeit für alle Mitarbeiter um 8 Uhr, eine Zeiterfassung o. ä. gibt es nicht. Sowohl die Geschäftsleitung als auch die Belegschaft ist jedoch mit dieser Regelung zunehmend unzufrieden.

Die Angelegenheit ist nunmehr so dringlich geworden, daß die Projektgruppe noch in dieser Sitzung konstruktive Lösungsvorschläge für die Geschäftsleitung entwickeln soll.

Eröffnen, moderieren und beenden Sie die Sitzung. Stellen Sie unbedingt die Zielereichung sicher!

Rollen der „schwierigen" Projektmitglieder
Sie sind Mitglied eines betrieblichen Projektteams, das Überlegungen zur Einführung eines flexiblen und modernen Arbeitszeitmodells anstellen soll. Derzeit beginnt die Arbeit für alle Mitarbeiter um 8 Uhr, eine Zeiterfassung o. ä. gibt es nicht. Sowohl die Geschäftsleitung als auch die Belegschaft ist jedoch mit dieser Regelung zunehmend unzufrieden. Die Angelegenheit ist nunmehr so dringlich geworden, daß die Projektgruppe noch in dieser Sitzung konstruktive Lösungsvorschläge für die Geschäftsleitung entwickeln soll.

1. *Sie sind das positive Projektmitglied.* Sie unterstützen das Vorhaben und die Sitzung.
2. *Sie sind das redselige Projektmitglied.* Sie reden daher oft dazwischen.
3. *Sie sind das ablehnende Projektmitglied.* Sie halten gar nichts von dem Projekt und tun dies auch kund.
4. *Sie sind das erhabene Projektmitglied.* Sie finden alles zu profan und schweben förmlich über den Dingen.
5. *Sie sind der „schlaue Fuchs",* der den Projektleiter hereinlegen will, weil Sie noch eine alte Rechnung mit ihm offen haben.
6. *Sie sind das dickfellige Projektmitglied.* Sie interessiert das ganze Thema überhaupt nicht.
7. *Sie sind das schüchterne Projektmitglied.* Sie zeichnen sich in der Diskussion durch Zurückhaltung und Vorsicht aus.
8. *Sie sind der Alleswisser.* Sie wissen alles besser und tun dies auch kund.

9. *Sie sind das streitsüchtige Projektmitglied.* Sie provozieren Konflikte und reagieren schnell gereizt und emotional.
10. *Sie sind das freche Projektmitglied.* Sie versuchen die Führung der Gruppe an sich zu reissen.
11. *Sie sind das ehrgeizige Projektmitglied.* Sie wollen sich in diesem Projekt unbedingt profilieren.
12. *Sie sind die chronische Frohnatur.* Sie nehmen nichts richtig ernst und zeigen dies auch.
13. *Sie sind der Problematisierer.* Sie finden überall „ein Haar in der Suppe".

Übung 4: Konfliktgespräch

Das Konfliktgespräch sollte von zwei Freiwilligen durchgespielt, von der Gruppe beobachtet und anschließend gemeinsam ausgewertet werden.

Rolle: „Neue Hygienefachkraft"

Sie sind eine engagierte Hygienefachkraft und haben vor zwei Wochen Ihre neue Arbeitsstelle in einer fremden Stadt angetreten. Eine jüngere Krankenschwester hat Ihnen gestern vertraulich zugetragen, daß auf der Kinderstation kaum auf die Einhaltung hygienischer Regeln geachtet wird. Es haben sich offenbar viele Nachlässigkeiten in die Arbeit eingeschlichen. Sie gehen diesem Hinweis – der Ihnen durchaus begründet erscheint – nach und stellen die verantwortliche Stationsleitung – eine ältere erfahrene Kraft – in einem persönlichen Gespräch zur Rede. Ihr Ziel: Auf der Station soll in Zukunft deutlich mehr auf die notwendige Hygiene geachtet werden.

Rolle: „Alte Stationsleitung"

Sie arbeiten bereits seit über 20 Jahren in dem Krankenhaus. Man begegnet Ihnen aufgrund Ihrer Berufserfahrung stets mit Respekt. Das offizielle Gesprächsersuchen Ihrer neuen „Kollegin" empfinden Sie daher als persönliche Beleidigung. Sollte etwa plötzlich Ihre jahrelange Arbeit und Erfahrung in Frage gestellt werden? Sie haben daher keineswegs vor, sich von der „Neuen" in Ihre Arbeit hineinreden zu lassen.

Übung 5: „Teambildung" (n. Domsch et al., 1993, S. 178)

Ihr Team hat die Aufgabe, eine Rangfolge folgender Gruppencharakteristika vorzunehmen. Gehen Sie so vor, daß Sie zunächst eine (1) vor das Statement setzen, das Ihrer Meinung nach das wichtigste Kennzeichen für eine gute Gruppe zum Ausdruck bringt; dann setzen Sie eine (2) vor das zweitwichtigste usw. Die (12) wird vor das unwichtigste Kennzeichen gesetzt.

Nachdem Sie als Einzelperson Ihre Entscheidungen getroffen haben, gehen Sie bitte in Ihre Teilgruppe und bringen Ihre Rangfolge in eine gemeinsame Gruppenentscheidung ein. Diskutieren Sie Ihre Einschätzung mit den anderen. Bestimmen Sie vorab einen Moderator für diese Übung. Er möchte nach 15 Minuten das Gruppenergebnis, d. h. die Rangfolge, der Seminarleitung mitteilen.

Rangfolgenummer:

A. Jede Gruppe braucht einen, der die Prozeßverantwortung trägt.

B. In der Gruppe findet ein gesunder Wettbewerb statt.

C. In der Gruppe herrscht ein arbeitsteiliges Vorgehen.

D. Die Form der Zusammenarbeit in der Gruppe ist ebenso wichtig wie die inhaltliche Themenbearbeitung.

E. Alle arbeiten an der Meinungsbildung mit.

F. Jeder ist für das Gruppenklima verantwortlich.

G. Die Bildung von Untergruppen ist für die Gruppe zielfördernd.

H. In der Gruppe werden der Ablauf und die Ergebnisse für alle sichtbar visualisiert.

I. Der Leiter schlägt einen Plan für die Vorgehensweise vor.

J. Alle Teilnehmer verfügen über den gleichen Informationsstand.

K. Die Gruppe vermeidet Konflikte.

L. Eine erfolgreiche Gruppe verlangt eine straffe Führung.

Adressen

Anbieter von Seminaren zum Thema Projektmanagement

Rationalisierungs-Kuratorium der Deutschen Wirtschaft (RKW) e.V.
Düsseldorfer Str. 40
65760 Eschborn

Deutsche Gesellschaft für Projektmanagement e.V.
Reitmoorstr. 50
80538 München

**ÖTV-Fortbildungsinstitut für Berufe
im Sozial- und Gesundheitswesen**
Bismarckstr. 69
47057 Duisburg

Wirtschaftspsychologische Beratung
Prof. Dr. Thomas Jendrosch
Postfach 3134
42769 Haan/Rhld.

Literaturverzeichnis

Antoni, C.H.: Gruppenarbeit im Unternehmen, Beltz Verlag, Weinheim 1984

Armstrong, M.: Wie man ein noch besserer Manager wird. Ueberreuter Wirtschafts-verlag, Wien, 1996

Arnold, M.: Medizin zwischen Kostendämpfung und Fortschritt. S. Hirzel Verlag, Stutt-gart, 1986

Arnold, M.; Paffrat, D. (Hrsg.): Krankenhaus-Report ´96. S. Hirzel Verlag, Stuttgart, 1996

Badelt, Chr. (Hrsg.): Handbuch der Nonprofit-Organisation. Strukturen und Manage-ment. Schäffer-Poeschel Verlag, Stuttgart, 1997

Beckers, H-J.: Projektmanagement. In: Franz, O. (Hrsg.): RKW-Handbuch Führungs-technik und Organisation, Bd.1. Erich Schmidt, Berlin, 1978

Benesch, H.: Enzyklopädisches Wörterbuch Klinische Psychologie und Psychotherapie. Psychologie Verlagsunion, Weinheim, 1995

Berne, E.: Was sagen Sie, nachdem Sie Guten Tag gesagt haben? S. Fischer Verlag, Frankfurt, 1990

Blake, R.; Mouton, J.: Verhaltenspsychologie im Betrieb. Econ Verlag, Düsseldorf, 1971

Decker, F.: Teamworking, Gruppen erfolgreich führen und moderieren, 2. Aufl. Lexika Verlag, München, 1994

Domsch, M.; Regnet, E.; Rosenstiel, L. von: Führung von Mitarbeitern. Fallstudien zum Personalmanagement. Schäffer-Poeschel, Stuttgart, 1993

Franke, H.: Das Lösen von Problemen in Gruppen. Lernpsychologisch aufbereitet. Duncker & Humblot, München, 1975

Franz, O. (Hrsg.): RKW-Handbuch Führungstechnik und Organisation, Bd.1. Erich Schmidt, Berlin, 1978

Glasl, F.: Konfliktmanagement. Verlag Freies Geistesleben, Bern, 1995

Gomez, P.; Probst, G.: Die Praxis des ganzheitlichen Problemlösens, 2. Aufl. Haupt Ver-lag, Bern, 1997

Gordon, Th.: Managerkonferenz. Wilhelm Heyne Verlag, München, 1994

Gottschall, D.: Der Hirn-Check. In: manager-magazin (Sonderdruck, o. D.)

Haubrock, M.; Peters, S.; Schär, W. (Hrsg.): Betriebswirtschaft und Management im Krankenhaus. Ullstein Mosby, Wiesbaden, Berlin 1997

Heeg, F. J.: Projektmanagement. Grundlagen der Planung und Steuerung von betrieb-lichen Problemlösungsprozessen, Carl Hanser Verlag, München, 1993

Henker, O: Persönliches Ziel-, Zeit- und Informations-Management. In: Kruse-Jarres, J. D. (Hrsg.): Management im Krankenhaus. GIT-Verlag, Darmstadt, 1993

Hering, E.; Draeger, W.: Führung und Management. VDI-Verlag, Düsseldorf, 1995

Hirzel, Leder & Partner (Hrsg.): Speed-Management. Wiesbaden, 1992

Hugo-Becker, A.; Becker, H.: Psychologisches Konfliktmanagement, 2. Aufl. Deutscher Taschenbuch Verlag, München, 1996

Jaschke, H.; Bruch, E.: Umstrukturierung erfolgreich gestalten. In: Management & Krankenhaus 6/1997, S. 14–15

Jendrosch, Th.: Erfolgsfaktor Mensch: Technikgestaltungszirkel bringen frischen Wind in die Produktion. QC-intern 26/1993, S. 2–4

Jendrosch, Th.: Im Dickicht der Umwelt-Verordnungen fehlt oftmals der Durchblick. In: Verpackungs-Berater 2/1994, S. 3

Jendrosch, Th.: Der programmierte Konsument. Psychobiologische Grundlagen der Verhaltenssteuerung. GIT-Verlag, Darmstadt, 1995

Jendrosch. Th.: Wer ist hier verantwortlich? In: Der Handel 9/1996, S. 44–45

Jendrosch, Th.: Kommunikation als Wegbereiter zur Konfliktbewältigung im beruflichen Alltag. In: Krankenhaushygiene + Infektionsverhütung, April 1997(a), S. 51

Jendrosch, Th.: Cocooning & Couch Potatoes. In: Der Handel 10/1997(b), S. 64–65

Kieselbach, K.: Krankenhäuser in der Krise. In: Die Welt, 14.7.97, S. 13

Kieser, A.: Business Process Reensineering – neue Kleider für den Kaiser? In: Zfo 3/1996, S. 179-184.

Kotler, Ph.; Bliemel, F.: Marketing-Management, 8. Aufl. Schäffer-Poeschel, Stuttgart, 1995

Kruse-Jarres, J. D. (Hrsg.): Management im Krankenhaus. GIT-Verlag, Darmstadt, 1993

Lachnit, L.: Controllingkonzeption für Unternehmen mit Projektleistungstätigkeit. Modell zur systemgeschützten Unternehmensführung bei auftragsgebundener Einzelfertigung, Großanlagenbau und Dienstleistungsgroßaufträgen. Verlag Franz Vahlen, München, 1994

Lorenz, K.: Das Wirkungsgefüge der Natur und das Schicksal des Menschen, Piper Verlag, München, 5. Aufl., 1987

Lorenz, K.: Die Rückseite des Spiegels. Der Abbau des Menschlichen. R. Piper, München, 1977

Matthes, H.: Chi, Kadai, Kakushin: Nippons neue Management-Power. In: Geschäfts-Welt 3/97, S. 21

Naisbitt, J.; Aburdene, P.: Megatrends 2000. Econ Verlag, Düsseldorf, 1990

Pencik, G.: Der Prozeßbegleiter in Gruppenarbeit. RKW Verlag, Eschborn, 1996

Pfitzinger, E.: DIN EN ISO 9000 für Dienstleistungsunternehmen. Beuth Verlag, Berlin, 1995

Rahn, H.-J.: Betriebliche Führung, 3. Aufl. Kiehl Verlag, Ludwigshafen, 1996

Reiß, M.; Rosenstiel, L. von; Lanz, A. (Hrsg.): Change-Management – Den Wandel gestalten. Schäffer-Poeschel, Stuttgart, 1997

Reschke, H.; Schelle, R.; Schnopp, R. (Hrsg.): Handbuch Projektmanagement. TÜV-Rheinland Verlag, Köln, 1989

Riemann, F.: Grundformen der Angst. E. Reinhardt, München – Basel, 1996

Rogers, C. R.: Therapeut und Klient – Grundlagen der Gesprächspsychotherapie. S. Fischer Verlag, Frankfurt, 1993

Schanz, G.: Organisationsgestaltung. Management von Arbeitsteilung und Koordination. Verlag Franz Vahlen, München, 1994

Schleicher, U.: Gesundheitspolitik in Europa-Fakten und Aussichten nach Maastricht, in: Kruse-Jarres, S. 3-9

Schüller, H.: Die Gesundmacher. Rowohlt, Berlin, 1993

Schwartz, St.: Wie Lorenz auf die Graugans kam ... Klassische Experimente der Psychologie. Wilhelm Heyne Verlag, München, 1994

Seifert, J. W.: Visualisieren-Präsentieren-Moderieren, 9. Aufl. Gabal, Offenbach, 1996

Staehle, Wolfgang H.: Management, 5. Aufl., Vahlenverlag, München 1990

Steinbuch, P. A.: Management-Instrumente. Ein Leitfaden für die Praxis. VDI-Verlag, Düsseldorf, 1985

Steinbuch, P. A.: Organisation, 9. Aufl. Friedrich Kiehl Verlag, Ludwigshafen, 1995

Thill, K.-D.: Zukunftssicherung durch Kundenorientierung. In: Management & Krankenhaus 6/1997, S. 16–17

Tominaga, M.: Auf der Suche nach deutschen Spitzenleistungen. Econ Verlag, Düsseldorf, 1996

Ulrich, P.; Fluri, E.: Management. Eine konzentrierte Einführung, 3. Aufl. UTB Verlag, Bern, 1984

Vester, F.: Neuland des Denkens. Vom technokratischen zum kybernetischen Zeitalter. 3. Aufl. DTV, Stuttgart 1985,

Warnecke, H. J.: Die fraktale Fabrik. Revolution der Unternehmenskultur. Rowohlt, Berlin, 1994

Watzlawick, P.; Beavin, J.; Jackson, D.: Menschliche Kommunikation, 7. Aufl. Verlag Hans Huber, Bern, 1985

Werneck, T.; Ullmann, F.: Netzplantechnik. Wie man Vorgänge und Projekte modern plant... . Heyne Verlag, München, 1973

Wiedenmann, H.: Krankenhausreform bringt Krankenhausträger in Schwung und Atemnot. In: Kruse-Jarres, J. D. (Hrsg.): Management im Krankenhaus. GIT-Verlag, Darmstadt, 1993

Wiendieck, G.: Arbeits- und Organisationspsychologie. Psychologie Verlagsunion, Berlin, 1994

Zapf, D./Warth, K.: Mobbing, in: Psychologie Heute 8/97, S. 20–29.

Zimbardo, Ph. G.: Psychologie, 6. Aufl. Springer Verlag, Berlin, 1995

Sachwortverzeichnis

Leiten und Führen in der Pflege

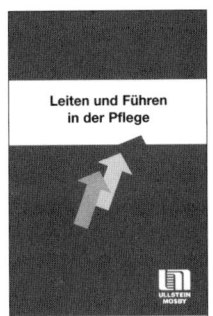

Bernhard/Walsh
Leiten und Führen in der Pflege
1996. 272 Seiten
Format 17.0 cm x 24.0 cm
Broschur, DM 58.00, SFr 52.50, ÖS 423.00
ISBN 3-86126-547-8

Deutsche Übersetzung der 3. Auflage von „Leadership: The Key to the Professionalization of Nursing (Mosby, 1994)"

Leitungs- und Führungskompetenzen sind Schlüsselqualifikationen für Personen im mittleren und gehobenen Pflegemanagement. Diese Qualifikationen bilden eine wichtige Basis für die Professionalisierung der Pflegeberufe.

Bei den Autorinnen Bernhard und Walsh spielt die Darstellung von Leitungsfunktionen und -aktivitäten professionell Pflegender die zentrale Rolle. Im Mittelpunkt ihrer Darstellung stehen die wesentlichen Aufgaben des Pflegemanagements wie Organisation, Personalentwicklung und -beurteilung, Entscheidungsfindung, Konfliktmanagement sowie das Einleiten und Umsetzen von Veränderungen. Verschiedene grundlegende Führungstheorien und -stile werden erläutert, wobei wichtige gruppen- und organisationspsychologische Aspekte berücksichtigt werden.

In den USA ist dieses Buch seit langem ein Standardwerk für Pflegemanager, das nun endlich auch als deutsche Übersetzung vorliegt.

Besonders wichtig für Stationsleitungen, Pflegedienstleitungen, Schulleitungen und Pflegemanagementstudenten.

Ullstein Medical
Verlagsgesellschaft mbH & Co.
Mainzer Straße 75
65189 Wiesbaden

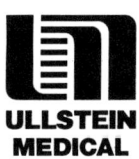

ULLSTEIN
MEDICAL